Eva-Maria Glofke-Schulz,
Wolfgang P. Rehmert (Hg.)

Die zerbrochene Kugel

Eva-Maria Glofke-Schulz
geb. 1958, Dipl.-Psychologin. Studium der Psychologie und Philosophie in Heidelberg und Hamburg. Psychotherapeutische Weiterbildungen in Transaktionsanalyse, Psychoanalyse und Verhaltenstherapie. Nach langjähriger Kliniktätigkeit in Psychiatrie und Psychosomatik ist sie seit 1994 in Rosenheim als Psychotherapeutin in eigener Praxis niedergelassen. Sie hat seit Geburt RP und ist inzwischen erblindet. Seit 1981 ist sie aktives Mitglied der Pro Retina Deutschland (PRDV). Ihre Diplomarbeit mit dem Titel: „Sehgeschädigte Menschen zwischen Stigma und Selbstwerdung" wurde 1983 im Görres-Verlag Koblenz veröffentlicht.

Wolfgang P. Rehmert
geb. 1949 in Bremerhaven. Studium der Psychologie, Soziologie und Politik in Frankfurt am Main. Ab 1974 arbeitete er zunächst als Lehrer. Während seiner Tätigkeit als Wissenschaftlicher Mitarbeiter der Universität Frankfurt (1986-88) verschlimmerte sich seine Sehschädigung durch Retinitis pigmentosa derart, daß eine weitere Arbeit im Hochschulbereich nicht mehr möglich war. Heute arbeitet er als Psychotherapeut mit freier Praxis in Frankfurt und ist psychologischer Berater der Stiftung Blindenanstalt Frankfurt. Er ist Mitbegründer des Arbeitskreises Psychologie der Pro Retina Deutschland.

Reihe »edition psychosozial«

Eva-Maria Glofke-Schulz,
Wolfgang P. Rehmert (Hg.)

Die zerbrochene Kugel

Leben mit degenerativer Netzhauterkrankung

Psychosozial-Verlag

Die Deutsche Bibliothek - CIP-Einheitsaufnahme

Die **zerbrochene Kugel** : Leben mit degenerativer
Netzhauterkrankung / Eva-Maria Glofke-Schulz ; Wolfgang P.
Rehmert (Hg.). - Gießen : Psychosozial-Verl., 1999
(Reihe "Edition psychosozial")
ISBN 3-932133-80-3

© 1999 Psychosozial-Verlag
Friedrichstr. 35, D-35392 Gießen,
Tel.: 0641/77819, Fax: 0641/77742
e-mail: psychosozial-verlag@t-online.de
Alle Rechte, insbesondere das des auszugsweisen Abdrucks
und das der photomechanischen Wiedergabe, vorbehalten.
Umschlagabbildung: Leonardo da Vinci, Entwurf eines Zeichenapparates,
um 1480, Silberstift, Codex Atlanticus, folio 5 r, Mailand, Biblioteca Ambrosiana
Umschlaggestaltung: Atelier Warminski, Büdingen
Schrift: Helvetica
Druck: WB-Druck, Rieden am Forggensee
Papier: Werkdruck, säurefrei und alterungsbeständig
ISBN 3-932133-80-3

Inhaltsverzeichnis

Geleitwort

„Sie leiden an Retinitis pigmentosa, einer fortschreitenden Degeneration der Netzhaut Ihrer Augen. Sie werden
eines Tages erblinden. Es gibt keine Therapie, keine Heilung. Stellen Sie sich privat und beruflich darauf ein, lernen Sie z. B. die Blindenschrift."

In dieser oder ähnlicher Form haben viele tausend Bürger
allein in Deutschland von ihrem Augenarzt die schockieren-
de Diagnose der schleichenden Erblindung durch eine erbliche Netzhautdegeneration erhalten.

Seit den 70er Jahren schließen sich immer mehr von den
verschiedensten Behinderungen betroffene Menschen in
Selbsthilfegruppen und -organisationen zusammen, um ihr
Schicksal eigenverantwortlich in die Hand zu nehmen. So entstand auch 1977 in der damaligen Retinitis pigmentosa Vereinigung (heute: Pro Retina Deutschland e. V.) eine Selbsthilfeorganisation von und für Menschen, die an degenerativen
Netzhautveränderungen des Auges leiden.

Martin Luther King hat in den 60er Jahren von einer Gesellschaft geträumt, in der die Bürgerrechte der Schwarzen in
den USA verwirklicht sind. Auf dem Papier sind diese Rechte inzwischen verbürgt: Aus der schwarzen Bürgerrechtsbe-
wegung heraus sind viele Kampagnen, Forderungen, Aktivitäten und Gesetzesinitiativen entstanden, die den Traum von
einst weitgehend in Erfüllung gehen ließen.

Die Gleichberechtigung der Behinderten in Deutschland ist
ein ebenso schwieriges Thema wie die Gleichberechtigung
der Schwarzen zu Zeiten Martin Luther Kings in den USA.
Mein Traum ist, daß Nichtbehinderte und Behinderte irgend-

wann einmal gleichberechtigt in einer Gesellschaft miteinander leben können, die sich dann allerdings von unserer Hier-und-Jetzt-Realität wird unterscheiden müssen.

Auch unsere Selbsthilfebewegung hat einen Traum, der sich hoffentlich in absehbarer Zeit erfüllen wird: Den Traum, daß wir unser Sehvermögen künftig nicht mehr verlieren und bereits Erblindete wenigstens einen Teil ihrer Sehkraft wiedergewinnen werden. Die Gaucher-Vereinigung hat es uns vorgemacht: An der Stoffwechselkrankheit Morbus Gaucher braucht nach der Entdeckung der Enzym-Ersatztherapie (zum Ersatz der sogenannten Glucocerebrosidase) im Jahre 1989, die durch die Forschungs- und Selbsthilfearbeit vieler Menschen zustande kam, heute niemand mehr zu sterben. Auch wir werden unseren Traum verwirklichen, ohne das tägliche Leben zu vernachlässigen. Wir werden Netzhautdegenerationen, vor allem Retinitis pigmentosa, Makuladegeneration und Usher-Syndrom zusammen mit den Forschern, Klinikern und Medizinern besiegen.

Ohne Träume und Visionen, ohne Hoffnungen und Lebenspläne wäre der Mensch allein mit der Bewältigung des Hier und Jetzt befaßt, wäre sein Handeln planlos und ohne Perspektive. Hugo von Hofmannsthal hat es schön ausgedrückt: Wenn der Mensch sehen will, muß er den Sand aus den Augen kriegen, den die Gegenwart ständig hineinweht.

Natürlich tut der Mensch beides: Er kümmert sich um die Zukunft und um die Gegenwart. Genauso selbstverständlich verbindet sich die Notwendigkeit der täglichen Lebens- und Schicksalsbewältigung eines chronisch Behinderten mit der Hoffnung auf ein Leben ohne die Behinderung.

Die Pro Retina Deutschland e. V. unterstützt Betroffene und Angehörige, aber auch Augenärzte, Optiker und andere professionelle Helfer durch Information, Beratung und Hilfeleistung bei den mit der drohenden Erblindung und ihrer Bewältigung zusammenhängenden Problemen. Mit dieser umfassenden Zielsetzung unterstützt die Pro Retina Deutschland e. V. die Betroffenen beim Spagat zwischen „Leben mit der Behinderung" und „Kampf gegen die Erkrankung".

Unsere Anstrengungen „lohnen" sich: Von Netzhautdegenerationen sind Millionen Menschen auf der ganzen Welt, vor allem in den Industrieländern, betroffen – die Erkrankung ist weit verbreitet. Vergrößerungs-, Lese- und Mobilitätshilfen, Software und Hardware für den beruflichen und privaten Gebrauch, aber auch Erwerbsunfähigkeitsrenten und Blindengeld kosten die Öffentlichkeit jährlich mehrere Hundert Millionen Mark – die Erkrankung ist teuer. Verlorene Arbeitsplätze, getrennte Ehen, Verlust des Lesevermögens, der Fähigkeit Autozufahren und sich sportlich zu betätigen, Depressionen und Selbstmordversuche – die Erkrankung bringt viele Tränen, Leid und persönliche Belastungen mit sich.

Am letzten Punkt setzt dieses Buch an. Es beschreibt viele Facetten unserer seelischen Reaktionen auf den zunehmenden Sehverlust, und es zeigt Möglichkeiten der Bewältigung von Krisen und seelischem Ungleichgewicht auf. Es belegt, daß Eltern ihren Kindern helfen können und Alkohol- und Drogenabhängigkeit keine notwendige Folge des Krankheitsverlaufs ist. Es zeigt, daß Ängste überwunden, neue Ziele gesetzt und erfolgreiche Lebensentwürfe auch mit der Krankheit realisiert werden können.

Der Umgang mit der zunehmenden Erblindung kann und muß ebenso erlernt werden wie der Umgang mit behindertengerechten Computern und anderen Arbeitshilfen oder mit den Kollegen am Arbeitsplatz.

Der Arbeitskreis Psychologie der Pro Retina Deutschland e. V. hat mit diesem Buch gezeigt, daß wir Betroffenen uns nicht nur von externen Experten beraten lassen müssen, sondern insbesondere in Fragen der persönlichen Krankheitsbewältigung „Experten in eigener Sache" sind. Dem Arbeitskreis, der sich aus von der Krankheit selbst betroffenen

Psychotherapeuten zusammensetzt, sei daher ebenso wie den anderen Autoren ganz herzlich für dieses Buch gedankt. Es wird sicherlich vielen Mitgliedern der Pro Retina Deutschland e. V., aber auch Angehörigen, Augenärzten, Forschern, Klinikern und der interessierten Öffentlichkeit die „Augen öffnen" und bei der Bewältigung dieses schwierigen und komplexen, aber für den einzelnen sehr wichtigen Themas helfen.

Herzlichen Dank!

Bad Nauheim, April 1999   Dr. Rainald von Gizycki
                                           Vorsitzender der
                                           Pro Retina Deutschland e.V.

Einleitung

"MIR TRÄUMTE: Ich rolle mit einem bequemen, metallenen Gestell, das man ähnlich einem Roller in Schwung bringen und darauf stehend weiterrollen kann, auf einer Straße durch eine offene Landschaft. Wunderbar locker und fast schwebend komme ich so voran. Plötzlich hat das Gestell eine etwas unbequemere, längliche Form. Mir fällt auch ein, daß es zu einer Gärtnerei gehört, und ich will es zurückbringen. Da ich den Weg nicht genau weiß, rolle ich auf einen Bauernhof, um nach ihm zu fragen. Ich gerate dabei auf eine immer schlechtere Wegstrecke und schließlich in eine Sackgasse, die oberhalb einer Mauer aus Natursteinen endet. Die Leute schimpfen und können mir den Weg auch nicht sagen. Ich mache mich aus dem Staube, indem ich mich die Steinmauer hinunterlasse und unten meinen Kram zusammensuche. Statt des Rollwagens finde ich nun zwei lange Stöcke, mit denen ich durch beidseitiges Einsetzen in großen Sprüngen mit weichen, federnden Schwüngen vorankommen kann. Das geht auch nicht schlecht!

So vorankommend gerate ich in eine Gegend, die ich nicht gut kenne, aber sie ist landschaftlich schön, eine Hügelkette mit schöner Aussicht. Nach einer Unterhaltung mit Wanderern finde ich beim Weitergehen die Stöcke nicht mehr, sondern nur zwei ziemlich normale Wanderstöcke, mit denen die gleiche Fortbewegungsart viel mühsamer ist. Ich weiß nun noch weniger, wo ich bin, und beginne, mir Gedanken und leichte Sorgen zu machen. Da komme ich oberhalb einer schönen, spiegelnden Fläche heraus, die erst wie ein Teich aussieht; aber dann sehe ich, daß es Folien sind. Ja, eine Mülldeponie! Stimmt, von dieser Deponie habe ich schon öfters gehört, war aber noch nie da. Von hier müßte ich nach Hause finden, obwohl es recht weit weg ist und ich den genauen Weg nicht kenne. Als ich so an der Kante oberhalb der Deponiefläche stehe, rutschen meine beiden Stöcke hinab, und dort unten kann man nicht hintreten, so daß ich sie verloren geben muß.

Dann sprechen mich Leute an, ob ich denn über die Deponiefläche gelaufen sei, das sei verboten, giftig und sehr gefährlich. In den häßlich-schaumigen Flächen und Flecken am Deponierand sind tatsächlich Fußstapfen zu sehen; doch ich sage zu ihnen, ich sähe zwar schlecht, könne mir aber nicht vorstellen, daß ich dort unbemerkt gegangen sei.

Dann sind die Leute weg, und ich bin allein, verunsichert und unschlüssig. Wie komme ich nur bis zum Dunkelwerden heile nach Hause? – Da wache ich auf. Tief betroffen habe ich den Traum sofort aufgeschrieben – er stößt mich auf viel verdrängte Wahrheit." (Günther G., 53 Jahre alt.)

„ICH TRÄUMTE, ich befände mich in der Heimat meiner Kindheit: Der kleine, verwunschen wirkende Ausläufer eines großen Sees, ein kleines, idyllisch wirkendes Dorf mit spitzem Kirchturm, umgeben von Wäldern. Etwas jedoch ist ungewöhnlich in diesem Dorf: Da gibt es eine Meßstation, die dazu da ist, Erschütterungen der Erde zu messen, um so Erdbeben vorhersagen und entsprechende Gegenmaßnahmen ergreifen zu können. Zu diesem Zwecke müßten tiefe Bohrungen in die Erde vorgenommen werden, um mittels eines Seismographen alles mitzubekommen, was sich tief unten in der Erde tut. Das kommt mir auch ganz in Ordnung vor. Zu meinem größten Erstaunen sehe ich aber direkt hinter dem Dorf ein mindestens fünfzehnstöckiges Hochhaus mit einer nackten Betonfassade, das aussieht wie ein Zwischending aus Krankenhaus und Fabrik. Auf dem Flachdach des sehr häßlichen Gebäudes liegt eine rote, in zwei Hälften zerbrochene Kugel, die mir vorkommt wie eine zerstörte Erdkugel. Ich weiß, daß in diesem Hochhaus auch Leute sind, die dort arbeiten. Sie sind jedoch nicht direkt zu sehen, gesichtslos. Irgendetwas wirkt auf mich beängstigend und bedrohlich. Etwas stimmt nicht an der ganzen Sache. In mir wächst der beklemmende Verdacht, daß hier überhaupt nicht Erschütterungen der Erde gemessen werden sollen. Dazu bräuchte es weder ein solches Hochhaus noch so viele Leute, die ganze Maschinerie wäre überflüssig. Vielleicht ist ja hier die Atommafia am Werk oder die Rüstungsindustrie, die hier ABC-Waffen entwickelt. Damit niemand Verdacht schöpft, soll die Bevölkerung durch Konzerte beschwichtigt werden, die in den Räumen des Hochhauses stattfinden sollen. Ein Mann verteilt Flugblätter mit entsprechenden Ankündigungen, schwarze Schrift auf gelbem Grund." (Sylvia S., 41 Jahre alt.)

Die beiden Menschen (Namen geändert), die mir ihre hier wiedergegebenen Träume anvertrauten, haben (wie schätzungsweise 40.000 andere Betroffene in Deutschland und anderthalb Millionen weltweit) Retinitis pigmentosa. Retinitis pigmentosa ist ein Sammelbegriff für verschiedene Formen degenerativer, meist erblicher Netzhauterkrankungen, die zu fortschreitendem Sehverlust und oft zur Erblindung führen. Günther G. ist hochgradig sehbehindert, Sylvia S. ist blind. Beide setzen sich aktiv und intensiv damit auseinander, was es für sie nicht nur lebenspraktisch, sondern auch seelisch bedeutet, mit Retinitis pigmentosa zu leben.

Die beiden Träume habe ich zur Einstimmung auf die Themen unseres Buches ausgewählt, da sich uns in den zwar oft verschlüsselten, jedoch sehr plastischen und eindringlichen Bildern des Traums unser inneres Erleben sehr viel unmittelbarer und nachfühlbarer mitteilt, als es unser bewußtes Nachdenken vermag. Im Rahmen dieser Einleitung verzichte ich darauf, deutend (analytisch) auf die Träume einzugehen; stattdessen mögen die Bilder für sich selbst sprechen. Ich möchte hier lediglich vor dem Hintergrund dessen, was den beiden Träumern selbst zu ihren „Bildergeschichten" einfiel, ein klein wenig Übersetzungsarbeit leisten:

Günther G. beschäftigt sich sehr mit der Bedrohung, die das Fortschreiten der Sehbehinderung für ihn darstellt: Kann ich morgen noch tun, was ich heute tue? Wie lange kann ich noch große Sprünge machen? Wie wird es sein, wenn mein Weg immer beschwerlicher wird, wenn ich mehr Hilfen benötige und trotzdem nur noch langsam vorwärtskomme? Wer wird mir auf diesem Weg zur Seite stehen? In welche Sackgassen kann ich bei meiner Suche hineinlaufen, und wie kann ich aus solchen Sackgassen wieder herausfinden? Was ist, wenn ich ganz die Orientierung verliere? Wenn meine Erkrankung fortschreitet, sind dann meine Augen nicht auch so etwas wie eine „Mülldeponie", eine glatte, spiegelnde Oberfläche, unter der aber nur noch Abfall ist (tatsächlich ist ja die erkrankte Netzhaut voller Ablagerungen, einer Art „Stoffwechselmüll", der nicht entsorgt werden kann)? So ängstigend diese Fragen für Günther G. sind, so gefährlich die Mülldeponie ist, so scheint doch in dem Traum auch eine Hoffnung und das Vertrauen durch, den Heimweg, auch wenn er weit ist, irgendwann und irgendwie finden zu können, eines Tages am Ziel anzukommen und Ruhe zu finden – das heißt, Heilung zwar nicht der Retinitis pigmentosa, jedoch der verängstigten und erschütterten Seele.

Sylvia S. erzählt mit ihrem Traum einen anderen Aspekt der Geschichte: Sie erkrankte bereits als Kind, die Diagnose führte bei ihr ebenso wie in ihrer Familie zu tiefen, beängstigenden Erschütterungen (Erdbeben). Was sie brauchte (und immer wieder braucht), sind feinfühlige Antennen, die die Erschütterungen der Erde (der Seele) erfassen können.

Gerade wenn Erschütterungen von der Stärke eines Erdbebens unvermeidlich sind, braucht die Seele einfühlendes Verstehen, um trotz der Bedrohlichkeit des Bebens überleben und seelisch heil bleiben oder werden zu können. Was im Traum passiert, ist aber etwas ganz anderes: Da werden nicht, wie es notwendig wäre, die tiefgehenden Erschütterungen gemessen und verstanden. Stattdessen wird auf dem unsicheren, schwankenden Boden ein Hochhaus gebaut, ein kaltes, anonymes Gebäude, in dem es um Technik geht, die als bedrohlich, nicht beherrschbar und zerstörerisch erlebt wird (Atommafia) – kein Wunder, daß darüber eine (seelische) Welt zerbricht (zerbrochene Erdkugel). Da helfen auch Beschwichtigungsversuche (Konzerte) nichts. Bereits im 17. Jahrhundert schrieb der Religionsphilosoph Blaise Pascal: „Wir verbrennen vor Sehnsucht, einen festen Ort und ein endgültig bleibendes Fundament zu finden, um einen Turm darauf zu bauen, der sich bis ins Unendliche erhebt, aber alle unsere Fundamente bersten, und die Erde tut ihre Abgründe auf." Zum „Hochhaus voll unheimlicher Technik" fallen Sylvia S. im Gespräch die Krankenhäuser ein, in denen sie als Kind untersucht, (vergeblich) behandelt und operiert wurde mit Methoden, die für sie damals bedrohlich und vollkommen unverständlich waren.

Kehren wir noch einmal kurz zum Bild der zerbrochenen Kugel zurück, dem unser Buch seinen Titel verdankt: Verliert ein Mensch plötzlich oder, wie bei Retinitis pigmentosa, allmählich sein Augenlicht, möglicherweise bis hin zur völligen Erblindung, so zerbricht für ihn in der Tat eine Welt, denn er kann nicht mehr das Leben führen, das ihm als Sehendem normal und selbstverständlich schien. Das Zerbrechen seiner bisherigen Lebenswelt (oder zumindest wesentlicher ihrer Aspekte) ist unvermeidlich traumatisch. Doch: Kann ein neues, sinnvolles Ganzes, eine neue und sinnerfüllte Lebenswelt nicht erst mit dem Mut entstehen, das bisher für einzig möglich und gültig Gehaltene zerbrechen zu lassen, das heißt aufgeben zu können? Besteht seelische Heilung nicht gerade darin, daß die alte (auch einengende?) Kugel auseinanderplatzt wie Eierschalen, um eine veränderte Form der Lebendigkeit freizusetzen? Die Möglichkeit einer solchen seelischen Heilung, die Leben bewahrt und schafft, statt es zu zerstören, ist eine der Visionen dieses Buches.

1977 taten sich von Retinitis pigmentosa betroffene Menschen in einer Selbsthilfevereinigung zusammen (Deutsche Retinitis pigmentosa Vereinigung, heute Pro Retina Deutschland e. V.) mit dem hauptsächlichen Ziel, der bis dahin kaum existierenden medizinischen Forschung auf die Sprünge zu helfen. Sie hofften, eines Tages einen Weg zu finden, Retinitis pigmentosa zu behandeln und die drohende Erblindung zu verhindern (Kernmotto: „Helft Blindheit verhüten"). So legitim und sinnvoll dieses Anliegen auch ist, es birgt doch die Gefahr, ein Hochhaus auf bebender Erde zu errichten, statt sich auch einfühlsam den Erschütterungen dieser Erde zuzuwenden – von Erdbebenkatastrophen wissen wir, was mit Hochhäusern auf schwankendem Boden passieren kann.

Wie jeder einzelne Mensch so macht auch ein Verein bzw. eine Organisation im Laufe ihres Lebens Entwicklungen durch. Der Stellenwert des Wunsches, die Erkrankung eines Tages auf medizinischem Wege „besiegen" zu können, wird im Kreise der Betroffenen unterschiedlich eingeschätzt. In unserer Selbsthilfevereinigung wächst, scheint mir, seit einigen Jahren das Bewußtsein dafür, daß medizinische Forschung notwendig ist, aber nicht der einzige Hoffnungsträger sein kann. Über sie hinaus muß nach zukunftsweisenden Wegen des individuellen und gesellschaftlichen Umgangs mit einer so ernsthaften Erkrankung wie Retinitis pigmentosa gesucht werden. Immer mehr Betroffene geben auch in der

Öffentlichkeit zu, zutiefst erschüttert zu sein und im seelischen Bereich Austausch, Rat und Hilfe zu brauchen und zu wünschen.

Dieser Entwicklung verdankt auch das vorliegende Buch seine Entstehung: Eine Reihe von (zumeist selbst betroffenen) Autorinnen und Autoren, die meisten in psychosozialen bzw. psychotherapeutischen Arbeitsfeldern berufstätig, taten sich zusammen, um einmal nicht über medizinische Forschung, rechtliche Fragen oder praktische Hilfen nachzudenken, sondern um sich mit den Erschütterungen der Seele zu beschäftigen, die nicht ausbleiben können, wenn jemand mit der Diagnose „Retinitis pigmentosa" und all ihren Folgen konfrontiert wird. Uns ist dabei bewußt, daß ein Buch Denkanstöße geben, jedoch nie das persönliche Gespräch ersetzen kann. Auch wissen wir, daß wir der Vielfältigkeit seelischen Erlebens, des Geschehens in zwischenmenschlichen Kontakten sowie des gesellschaftlichen und kulturellen Umfeldes, in dem wir leben, in einem einzigen kleinen Buch niemals umfassend gerecht werden können. Dies kann auch nicht unser Anspruch sein; doch hoffen wir, mit unseren Gedanken einiges zu Fragen der seelischen Verarbeitung degenerativer Netzhauterkrankungen beitragen zu können. Wir wollen vor allem betroffenen Leserinnen und Lesern Mut machen, sich selbst mit diesen Fragen auseinanderzusetzen und sich, wo sinnvoll und gewünscht, auch Hilfe zu holen. Den nicht selbst betroffenen Leser (sei er Angehöriger oder professioneller Helfer, z. B. Augenarzt) hoffen wir dabei zu unterstützen, den Betroffenen als ganzen Menschen mit Leib und Seele wahrzunehmen, und ihn in seinem seelischen Erleben, in seinen Nöten ebenso wie in seinen positiven Bewältigungsmöglichkeiten, besser zu verstehen.

Mein Dank gilt an dieser Stelle all denen, die bei der Entstehung dieses Buches mitgeholfen haben, insbesondere unseren geduldigen Vorleserinnen und Vorlesern. Danken möchte ich auch allen Spendern und Sponsoren, die durch ihren finanziellen Beitrag das Erscheinen dieses Buches ermöglicht haben.

Rosenheim, April 1999   Eva-Maria Glofke-Schulz

„Das Licht am Ende des Tunnels" –

Erblindung durch Netzhautdegenerationen:
Symptome, Vererbung, Forschung

Helma Gussek

Das geflügelte Wort vom „Licht am Ende des Tunnels" drückt im allgemeinen den Weg aus der Dunkelheit ins Licht aus. Es steht für Hoffnung, einen Ausweg oder eine bessere Zukunft nach schweren Zeiten.

Für Menschen mit Retinitis pigmentosa (RP), einer Netzhautdegeneration, bedeutet das Licht am Ende des Tunnels einen Verlust an Licht und Hoffnung und somit eine beklemmende Zukunftsaussicht.

"Stellen Sie sich vor, Sie fahren in einen Bergtunnel, rückwärts gewandt mit dem Blick zum Eingang. Je tiefer Sie in den Berg fahren, desto kleiner wird das zurückgelassene Eingangslicht, desto dunkler wird es um Sie herum, desto mehr fühlen Sie sich eingeschlossen, bis schließlich der letzte Lichtstrahl erlischt und Sie in völliger Dunkelheit stehen."

So beschreibt ein Erblindender, der an der typischen Form der Retinitis pigmentosa leidet, den langsamen Verlauf seiner Krankheit über Jahre und Jahrzehnte hinweg.

Diese typische Form der RP engt von der Peripherie her das Gesichtsfeld mehr und mehr ein, bis schließlich nur noch ein kleiner Ausschnitt der Umwelt wie durch einen Tunnel gesehen wird. Am Ende der Krankheitsentwicklung verschwindet jedoch oftmals auch noch der zentrale Sehrest, und die Betroffenen sind voll erblindet.

Diese Form der Erblindung durch Einengung des Gesichtsfeldes oder durch teilweise Ausfälle, eingebettet in funktionstüchtige Regionen, ist selten und in der Öffentlichkeit wenig bekannt – bedeutet doch Sehbehinderung nach allgemeiner Auffassung ein undeutliches, verschwommenes Sehen im gesamten Gesichtsfeld. Letztere Form der Blindheit hat ihre Ursachen in einer Trübung oder in einem Brechungsfehler des optischen Apparates des Auges (Hornhaut, Linse, Glaskörper). Hier kann in der Regel Abhilfe durch einen operativen Eingriff oder durch Anpassung einer Brille geschaffen werden.

Bei der Retinitis pigmentosa hingegen ist ein Anhalten oder Verlangsamen des Erblindungsprozesses weder mit Medikamenten noch durch operative oder andere therapeutische Maßnahmen möglich – eine Tatsache, die Betroffene, ihre Familien und auch Außenstehende kaum begreifen können.

Zum besseren Verständnis der eingangs geschilderten Sehbehinderung (Tunnelblick) sollen kurz der Aufbau und die Hauptfunktionen des Auges, insbesondere der Netzhaut (Retina), geschildert werden: Beim Sehvorgang wird einfallendes Licht durch den optischen Apparat des Auges gebündelt, gebrochen und auf die Netzhaut weitergeleitet, die mit ihren fünf Zellschichten das Innere des hinteren Auges auskleidet. In der Netzhaut wandeln über 100 Millionen lichtempfangende Zellen, die Photorezeptoren, die einfallenden Lichtimpulse in elektrische Impulse um, die von den nachgeschalteten Ganglienzellen über den Sehnerv der Sehregion ins Gehirn geleitet werden. Das Gesichtsfeld des augengesunden Menschen vermittelt eine Panoramasicht von ca. 180 Grad, wobei aber nicht alle Zonen der Netzhaut funktionell gleichwertig sind.

Zwei verschiedene Arten von Photorezeptoren übernehmen bei der Sehwahrnehmung unterschiedliche Funktionen:

Die Stäbchen, die die Peripherie der Netzhaut besiedeln, sind für das Nacht- und Dämmerungssehen verantwortlich, während die Zapfen, die hauptsächlich im Zentrum der Netzhaut zu finden sind, ihre Funktion bei Tageslicht aufnehmen. Sie sind für das Farbsehen verantwortlich und ermöglichen das Scharfsehen im Gesichtsfeldzentrum. Die Gesichtsfeldmitte, der Bereich der Blicklinie, verfügt damit über die beste Sehschärfe und ist besonders wichtig für das Erkennen kleiner Details, so z. B. auch für das Lesen und das Erkennen von Gesichtern. Die Außenzonen der Netzhaut (Peripherie) ermöglichen die Orientierung im Raum.

Im folgenden sollen zum besseren Verständnis der Beiträge dieses Buches die wichtigsten Symptome der Retinitis pigmentosa und anderer Netzhautdegenerationen, ihr schleichender, zur allmählichen Erblindung führender Verlauf, die Problematik des Erbrisikos und der humangenetischen Beratung dargestellt werden. Darüberhinaus liefert der letzte Abschnitt Interessierten, die tiefer in die Materie einsteigen wollen, einen Überblick über den Stand der Forschung und die Therapiesituation.

Krankheitsverlauf und Symptome der Retinitis pigmentosa

Degenerationen der Netzhaut sind durch ein langsames Absterben der Photorezeptoren gekennzeichnet, wobei die Funktionsverluste den abgestorbenen Netzhautpartien entsprechen.

So ist die oben geschilderte typische Verlaufsform von RP, die Einengung des Gesichtsfeldes von der Peripherie der Netzhaut aus bis hin zu einem Tunnelblick durch ein allmähliches Absterben der Stäbchen bedingt. Dieser Tunnelblick bringt eine mangelnde Orientierung im Raum mit sich, während die Sehwahrnehmung im Zentrum noch längere Zeit intakt ist. So kann ein RP-Erblindender mit einem minimalen

Sehrest im Zentrum sich mit einem Blindenstock den Weg ertasten, sich auf einer Bank niederlassen und zur Verwunderung seiner Umwelt die Zeitung zu lesen beginnen. In vielen Fällen schreitet die Netzhautzerstörung aber auch anders voran. Die Ausfälle können als Ring um das Zentrum (Ringskotom) oder fleckenförmig auftreten. Dabei erscheinen die abgestorbenen Partien dem Betroffenen nicht als schwarze Flecken, sondern das Gehirn paßt diesen Ausfall in diffuser Weise der wahrgenommenen Umgebung an. Nicht selten werden derartige „blinde Flecken" den Betroffenen erst nach Unfällen bewußt, die durch das „Übersehen" von Gegenständen verursacht werden.

Möglich ist auch ein zunächst zentraler Befall; dann beginnt die Schädigung in der Gesichtsfeldmitte (inverse RP). Bei dieser Form sieht der Betroffene in seiner Blicklinie nichts; er muß geschickt an allen Gegenständen vorbeisehen, um sie optimal zu erfassen. Außerhalb des Sehzentrums nimmt bekanntlich die Sehschärfe ab, auch beim Augengesunden. Dies hat zur Folge, daß der von inverser RP Betroffene schon sehr früh eine Lupe braucht, um noch lesen zu können, während die Orientierung im Raum noch längere Zeit problemlos bleibt.

Parallel zur Gesichtsfeldeinschränkung entwickelt sich mit dem Absterben der Stäbchen eine Nachtblindheit, die zu mangelnder Mobilität bei schwacher Beleuchtung führt. Sie zeigt sich auch in einem gestörten Dämmerungssehen und einer verzögerten Anpassung an geänderte Beleuchtungsverhältnisse. So ist in der Regel ein Betroffener, der aus der grellen Sonne in einen geschlossenen Raum kommt, für auffallend lange Zeit völlig blind und hilflos.

Erst in einem späteren Stadium werden auch die vorwiegend im Zentrum der Netzhaut angesiedelten Zapfen in Mitleidenschaft gezogen und sterben allmählich ab. Ein Verlust der zentralen Sehschärfe ist die Folge. Da diese Zapfen auch in ihrem Zusammenspiel eine wesentliche Voraussetzung für das Farbsehen darstellen, führen ihre Ausfälle zu Störungen bei der Farbwahrnehmung. Ihr Absterben vermindert ebenfalls das Kontrastempfinden. Dunkle Bilddetails erscheinen dem RP-Betroffenen von Helligkeit überstrahlt. Dies ist der Grund für die zunehmende Blendungsempfindlichkeit, die häufig auch bei bedecktem Himmel die Betroffenen zwingt, zur Sonnenbrille zu greifen.

Diese Vielfalt der Gesichtsfeldeinschränkungen mit ihren verschiedenen Folgen für die Wahrnehmung der Umwelt kann Nichtbetroffenen nur schwer vermittelt werden – ja nicht einmal RP-Betrofffene mit verschiedenen Verlaufsformen können sich ohne weiteres in die Probleme anderer Betroffener hineinversetzen.

Vererbung und humangenetische Beratung

Bei der Erstdiagnose erhält der Betroffene nicht nur die Auskunft, daß er an einer zur Erblindung führenden Krankheit leidet. Ihm wird gleichzeitig mitgeteilt, daß es sich bei der Retinitis pigmentosa um eine erblich bedingte Erkrankung handelt. Eine genetische Beratung zur Abklärung des Risikos der Weitervererbung wird empfohlen.

Der Humangenetiker konnte bis vor kurzem die Vererbung allein nach den „Mendelschen Regeln" abklären, die sich vorwiegend an der Familiengeschichte ablesen lassen, d. h. an den bereits aufgetretenen RP-Fällen in der Familie. Zum Verständnis muß darauf hingewiesen werden, daß jede Erbanlage (Gen) in doppelter Version vorhanden ist. Je eine Version eines Gens wird vom Vater, die andere von der Mutter geerbt. Die Weitergabe einer Erbinformation an ein Kind kann so aus vier möglichen Genen der Eltern nach dem Zufallsprinzip erfolgen. Bei der Weitervererbung sind also vier mögliche Kombinationen von Genen für ein bestimmtes Merkmal möglich. Deshalb ist die Voraussage, welche Erbanlagen ein

Kind von den Eltern erhält, recht schwierig und es kann nur mit Wahrscheinlichkeitswerten gearbeitet werden.

In den meisten Fällen trifft diese Erstdiagnose Menschen, die weder in ihrer Familie einen RP-Betroffenen noch jemals etwas über diese Krankheit gehört haben. Hier handelt es sich – wie in 50–70 Prozent aller Fälle – vermutlich um die rezessive Vererbungsform. Auch wenn die Eltern in diesen Fällen augengesund waren, so muß doch jedes Elternteil Träger eines veränderten Gens gewesen sein, das bei ihnen selbst jedoch von dem zweiten, gesunden Gen überdeckt wurde (rezessiv). Erst das zufällige Zusammentreffen der veränderten Gene beider Eltern führt dann bei dem Kind zu einer manifesten Erkrankung. Für Menschen mit einer manifesten rezessiven RP besteht jedoch nur ein äußerst geringes Risiko, ihre Erkrankung an ihre Kinder weiterzugeben.

Leichter zu erkennen, aber weniger häufig (ca. 25 Prozent aller Fälle), ist die dominante Vererbungsform der RP. In diesen Fällen dominiert das defekte Gen das gesunde und verursacht die manifeste Erkrankung. Bei dieser Form geben die Betroffenen das Gen statistisch gesehen an die Hälfte ihrer Kinder weiter.

Haben männliche Betroffene – auch wenn die Eltern augengesund sind – weitere männliche Verwandte mütterlicherseits mit RP, dann liegt es nahe, daß es sich um die geschlechtsgebundene Form handelt, bei der die Töchter der Betroffenen die Erkrankung an ihre Söhne weitergeben können. Dies ist bei ca. 5 Prozent aller RP-Betroffenen der Fall. Seit die Humangenetik über detaillierte Kenntnisse der Erbsubstanz verfügt, kann die geschlechtsgebundene Vererbungsform näher erklärt werden. Das Erbmolekül, nach seiner chemischen Zusammensetzung DNA genannt, liegt in jedem Zellkern in 22 paarweise vorhandenen Verpackungseinheiten, den Chromosomenpaaren, vor. Ein dreiundzwanzigstes Paar besteht aus dem X- und dem Y-Chromosom bei

Männern oder einem doppelten Satz X-Chromosomen bei Frauen. Deshalb führt ein rezessives Gen auf einem X-Chromosom bei Frauen nicht zu einer manifesten Krankheit. Es wird von dem zweiten, gesunden Gen überdeckt, während bei Männern kein korrigierendes Gen vorhanden ist.

Inzwischen hat die Molekulargenetik mit der DNA-Analyse als Diagnoseinstrument Einzug in die humangenetische Beratung gehalten. Sobald einzelne krankheitsverursachende Gene identifiziert sind (siehe den Absatz zu Forschung und Therapie), kann die DNA-Analyse eingesetzt werden und präzise Aussagen über die Möglichkeiten der Weitervererbung machen. Inzwischen sind zahlreiche veränderte Gene auf verschiedenen Chromosomen des DNA-Moleküls als Verursacher der Krankheit identifiziert worden. Zur Überraschung der Betroffenen wie auch der Humangenetiker hat sich in den letzten zehn Jahren gezeigt, daß sich die RP nicht nur in die drei Vererbungsgruppen dominant, rezessiv und geschlechtsgebunden unterteilt, sondern daß in jeder dieser Untergruppen wiederum zahlreiche völlig verschiedene Gene ursächlich für RP sind. Unter den Betroffenen, besonders bei den über den neusten Forschungsstand informierten, wächst der Wunsch, die Ursache der eigenen Erkrankung, also das veränderte Gen, zu kennen. Bislang suchte man den Humangenetiker jedoch nur auf, um anhand von Stammbaumanalysen, später durch DNA-Diagnostik, Kenntnis über ihre Vererbungsform und das Vererbungsrisiko zu erhalten und daraufhin Entscheidungen über seine Familienplanung, eventuell auch die Partnerwahl treffen zu können.

Pränatale Diagnostik wird von RP-Betroffenen nur selten in Anspruch genommen und gilt generell nicht als Lösungsmöglichkeit. Man ist zum einen der Auffassung, daß RP zwar eine schwerwiegende Beeinträchtigung darstellt, aber nicht zwangsläufig eine verminderte Lebensqualität mit sich bringt. So betrachten die meisten Betroffenen ihre Krankheit als eine

Herausforderung, die sie auch ihren Kindern zumuten würden. Zum anderen wird den Eltern mehr und mehr bewußt, daß eine Erkrankung, die in der Regel erst im Erwachsenenalter zu Problemen führt, für die Eltern nicht unbedingt als unzumutbar angesehen werden kann. Auch lassen die ermutigenden Forschungsergebnisse der letzten Jahre die Eltern hoffen, daß eine Therapie der RP mittelfristig denkbar und ihren Kindern nützen wird. Heute zeigt der Wunsch, das eigene krankheitsverursachende Gen zu kennen eine andere Ausrichtung – wird doch mehr und mehr deutlich, daß eine ursächliche Behandlung in der Regel nur durch die Kenntnis des veränderten Gens möglich ist. Bei der Vielfalt bereits gefundener RP-verursachender Gene stellen die Betroffenen heute die Fragen nach „ihrem" Gen an die Humangenetiker, um neben einer genaueren Prognose des Krankheitsverlaufs auch besser einschätzen zu können, wann und ob mit der Aufklärung und schließlich mit einer ursächlichen Therapie ihrer Krankheit zu rechnen ist. Somit wird die Frage nach den Therapiemöglichkeiten immer dringender an die Molekulargenetiker gestellt. Die heute in breitem Umfang angewandte Diagnostik wird eines Tages hoffentlich zu praktikablen Ergebnissen auch für Prävention und Therapie führen, denn darin besteht das Ziel ärztlichen Handelns.

RP und andere Formen der Netzhautdegeneration

Mit RP bezeichnet man eine Gruppe von Netzhauterkrankungen mit zahlreichen Sonder- und Unterformen. Die an sich ungenaue Bezeichnung „Retinitis" (es handelt sich nicht um eine Netzhautentzündung, wie die medizinische Endung „-itis" nahelegt) hat sich dennoch im medizinischen Sprachgebrauch gegenüber dem neutraleren Begriff „Retinopathia" durchgesetzt; das Adjektiv „pigmentosa" beschreibt die bei der Untersuchung des Augenhintergrunds sichtbaren und typischen Pigmentablagerungen in der Netzhaut. Weltweit leiden etwa ein bis zwei Millionen Menschen – in der Bundes-republik Deutschland etwa 30.000 bis 40.000 – an einer der verschiedenen Formen der RP.

Neben der primären, d. h. nur auf die Augen sich auswir-kenden RP, gibt es zahlreiche Unterformen, bei denen neben dem Auge auch andere Organe des Körpers Krankheitssym-ptome aufweisen. Von diesen Syndromen sollen hier nur die wichtigsten genannt werden:

Beim Usher-Syndrom tritt die RP zusätzlich zu einer an-geborenen Hörstörung auf. Man unterscheidet zwischen

Usher-Typ 1: Hochgradige Schwerhörigkeit bis hin zur Taub-heit seit frühestem Kindesalter; Sprachverständnis und Spre-chenlernen mit Hilfe des Gehörs sind nicht möglich.

Usher-Typ 2: Angeborene Innenohrschwerhörigkeit; insbe-sondere durch Anpassung von Hörgeräten sind Sprachver-ständnis und Sprechenlernen über das Hörorgan ohne we-sentliche Lautbildungsstörungen möglich.

Bei beiden Formen bleibt das Hörvermögen im Gegensatz zum Sehvermögen konstant.

Beim Refsum-Syndrom ist die RP mit Schwerhörigkeit, Be-einträchtigung des Geschmacks- und Geruchssinns, mit Be-wegungs- und Gleichgewichtsstörungen oder Hautproble-men verbunden.

Das äußerst seltene Bardet-Biedl-Syndrom kann neben den RP-Symptomen auch mit Fettsucht, überzähligen Fin-gern oder Zehen, geistigen Entwicklungsstörungen oder Un-terentwicklung der Geschlechtsorgane einhergehen.

Eine ganze Reihe von erblichen und nicht erblichen dege-nerativen Erkrankungen beschränken sich auf das Netz-hautzentrum, die Makula. Dabei bleibt das äußere Gesichts-feld und damit die Orientierung der Betroffenen erhalten. Nachtblindheit tritt ebenfalls nicht auf, da die Stäbchen außer-halb der zentralen Netzhaut funktiontüchtig bleiben. Die Symptome, die aus der Zapfenschädigung der Makula resultieren, entsprechen denen bei fortgeschrittener inverser RP. Erkrankungsalter und Ausprägung der Symptome variieren abhängig von der Erkrankungsform.

In Deutschland leiden ein bis zwei Millionen Menschen an einer Form der Makuladegeneration, wobei die Mehrheit von der altersbedingten Form betroffen ist.

Die Bezeichnung „altersbedingte" oder auch „senile" Makuladegeneration erklärt sich aus dem Auftreten der ersten Symptome nicht vor einem Alter von 45 bis 50 Jahren. Die Wahrscheinlichkeit, an einer Makuladegeneration zu erkranken, wächst mit zunehmendem Alter. Die „juvenile" Makuladegeneration kann dagegen bereits im 10. bis 20. Lebensjahr auftreten und ist der Sammelbegriff für verschiedene Erkrankungen mit ähnlichen Merkmalen. Als die wichtigsten sind hier zu nennen: Stargardt'sche Erkrankung, Zapfendystrophie, Morbus Best. Sie alle können zu einer progressiven Verschlechterung des Sehvermögens im Netzhautzentrum führen.

Forschung und Therapie

Seit der ersten Beschreibung der Retinitis pigmentosa vor fast 150 Jahren hat es zahlreiche Therapieansätze gegeben, die den Verlauf dieser Erkrankung verlangsamen oder zum Stillstand bringen wollten. Diese Ansätze reichten von Quacksalberei bis hin zu mehr oder weniger wissenschaftlich begründeten Therapieansätzen, die aber aus Unkenntnis der eigentlichen (primären) Ursachen an den beobachteten Symptomen anknüpften. So versuchte man – und versucht dies teilweise auch heute noch – eine protektive und stimulierende Wirkung auf die Zellschichten der Netzhaut durch durchblutungsfördernde und gefäßerweiternde Medikamente sowie durch biogene Stimulatoren (Frischzellen, Placenta-Implantationen), Spritzen eines Transferfaktors, durch Sauerstoff- und Eigenblutbehandlung sowie durch Akupunktur und Elektrostimulation zu erzielen.

Eine erwiesenermaßen wirksame Therapie konnte bisher noch nicht gefunden werden, und eine Bewertung der verschiedenen Therapieansätze war bislang kaum möglich: Aus Mangel an objektiven Meßmethoden beruhte diese häufig nur auf den subjektiven Eindrücken der Betroffenen, die durch die individuellen Tagesschwankungen des Sehvermögens beeinflußt waren; auch war eine ausreichende Differenzierung der zahlreichen Untergruppen der RP bisher nicht möglich.

Erst die entschiedene Hinwendung zur Grundlagenforschung – wie sie von den RP-Vereinigungen weltweit in den 70er und 80er Jahren gefordert und initiiert wurde – führte zu der Fokussierung auf die Hauptfrage: „Wie kommt es dazu, daß die Photorezeptoren die Fähigkeit verlieren, sich zu erneuern und nach und nach zugrunde gehen?"

Interdisziplinäre und internationale Forschungsteams aus Klinikern, Morphologen, Zellbiologen und Humangenetikern haben inzwischen verschiedene Forschungsgebiete etabliert und tragen zur Lösung dieser Fragen ihre jeweiligen Teilergebnisse wie ein Puzzle zusammen. Das gemeinsame Ziel aller RP-Forscher ist die Suche nach den Ursachen des Absterbens von Photorezeptoren und das Bestreben, diese zu erhalten oder in Zukunft sogar zu ersetzen.

Da es sich bei der RP um eine erbliche Erkrankung handelt, sucht die Molekulargenetik die Ursachen der Krankheit in dem veränderten Erbmaterial, d. h. im DNA-Molekül. In diesem DNA-Molekül, das den Bauplan für den Aufbau und die Funktionen des gesamten Körpers in sich trägt, können heutzutage einzelne Gene identifiziert und auf ihre Fehlbildungen hin überprüft werden. So konnten in den 80er und 90er Jahren eine Reihe von veränderten Genen (Genmutationen) gefunden werden, die durch ihre fehlerhaft gebildeten Genprodukte (Proteine) zum Absterben der Photorezeptoren führen.

Die Forschungsergebnisse der letzten Jahre zeigen, daß verschiedene Proteingruppen den Untergang der Photorezeptoren auslösen können: solche, die am kaskadenartigen Sehprozeß mitwirken, andere, die diesen Prozeß regulieren und schließlich jene, die den Aufbau und die Struktur der Photorezeptoren gewährleisten. Auch hat sich herausgestellt, daß nicht nur die Photorezeptorschicht, sondern auch andere Zellschichten am Augenhintergrund Ausgangspunkt einer Netzhautdegeneration sein können.

In den letzten zehn Jahren stellte sich heraus, daß die Ursachen des Absterbens der Photorezeptoren so vielfältig sind, daß man von der RP kaum als einheitlicher Krankheit, sondern eher von einem gemeinsamen Endstadium verschiedener Krankheiten sprechen muß.

Die Molekulargenetik wird nach dem Auffinden der primären Ursachen der veränderten Gene zwei Therapieansätze zur Verfügung stellen: Einmal werden durch Genmutationen veränderte Proteine durch Medikamente ersetzt werden können; zum anderen kann durch den Austausch der Gene (somatische Gentherapie) oder durch eine Blockade bei der Herstellung des Genprodukts (z. B. durch Ribozyme) eine Korrektur an den primären Ursachen vorgenommen werden.

Ein weiteres Forschungsgebiet befaßt sich mit dem Erhalt der Photorezeptoren, bevor sie durch den Krankheitsprozeß in Mitleidenschaft gezogen werden. Die Zellbiologie stellt hier neue Forschungsergebnisse über den programmierten Zelltod, die Apoptose, zur Verfügung, die auch für das Absterben der Photorezeptoren verantwortlich gemacht wird. Strategien einer Regulierung dieses Phänomens könnten zum Erhalt der Photorezeptoren beitragen. Die Entdeckung neuer körpereigener Wachstumsfaktoren (survival factors) hat – auch ohne Kenntnis der Ursachen und Wirkmechanismen – die Möglichkeit eröffnet, durch ihre schützende Wirkung die Photorezeptoren vor dem Absterben zu bewahren.

Auch die Transplantationsforschung sucht Wege, bereits abgestorbenes Netzhautgewebe durch gesundes zu ersetzen. Diese Bemühungen konzentrieren sich einmal auf den Ersatz der angrenzenden Zellschicht, des retinalen Pigmentepithels, das die Photorezeptoren ernährt, um das Fortschreiten der Erkrankung zu verhindern. Desweiteren sollen auch Photorezeptoren selbst ersetzt und so eine Verbesserung des Sehvermögens erreicht werden.

Um den Ersatz verlorengegangener Photorezeptorfunktionen geht es bei der Entwicklung eines sogenannten Retina-Implantats, einer implantierbaren Sehprothese. Dieser innovative Ansatz versucht, durch technische Komponenten, die teils in die Netzhaut implantiert, teils in eine Brille eingebettet sind, abgestorbene Photorezeptoren zu überbrücken. Sollte der Kontakt zwischen dem Nervengewebe und der technischen Struktur zu einer brauchbaren Sehwahrnehmung führen, so könnte diese Methode Menschen, die aufgrund von Netzhautschäden erblindet sind, die Chance eines Wieder-Sehen-Könnens eröffnen.

Sollten einige der oben genannten Ansätze in naher und ferner Zukunft eine wirkliche Hilfe bieten, könnte das Wort vom „Licht am Ende des Tunnels" für RP-Betroffene in seiner allgemeingültigen Bedeutung Wirklichkeit werden: als Weg aus der Dunkelheit zum Licht, d. h. zum Sehen hin, als Weg, den Tunnel zu verbauen oder die Betroffenen nicht allzu tief in ihn hineingehen zu lassen.

Erwachsenwerden mit Retinitis Pigmentosa:

Einige Gedanken zur seelischen Entwicklung

Eva-Maria Glofke-Schulz

Wie wir wissen, ist Retinitis pigmentosa (RP) kein einheitliches Krankheitsbild. Die Augenkrankheit hat viele Gesichter und nimmt sehr unterschiedliche Verläufe. Während viele Betroffene erste Symptome (meist die Nachtblindheit) erst in ihrer zweiten Lebenshälfte bemerken, werden andere unter uns seit Geburt, früher Kindheit oder Jugend mit RP-typischen (manchmal auch untypischen) Einschränkungen ihres Sehvermögens konfrontiert. Der letztgenannte Personenkreis soll im Mittelpunkt unseres Interesses stehen: Was bedeutet es für ein Kind oder einen Jugendlichen und für seine Angehörigen, erste beunruhigende, zunächst noch undefinierbare Anzeichen dafür zu bemerken, daß irgend etwas mit den Augen nicht stimmt? Was bedeuten die ersten Untersuchungen und die Mitteilung der auf sie folgenden Diagnose? Was verbindet sich alles mit dem Thema: „Schlecht sehen – immer schlechter sehen – vielleicht erblinden"? Wie gehen Betroffene, Angehörige und andere Bezugspersonen (Freunde, Verwandte, Lehrer usw.) mit der Krankheit um? Wie verändert sich die Lebensplanung? Welchen Einfluß nimmt die RP mit ihren – bereits real vorhandenen oder vorweggenommenen – Folgen für die weitere körperliche und seelische Entwicklung? Welche Probleme lassen sich lösen, wo bleiben unauflösbare Widersprüche?

Welche Gefühle fordern ihr Recht, und wie können diese bewältigt werden? Ist es überhaupt möglich, die Realität der Erkrankung in ein dennoch sinnerfülltes und nicht zuletzt auch lustvolles Leben zu integrieren, und wenn ja, wie? Was bedeutet „Annahme" der „Behinderung" vor dem Hintergrund des sozialen Klimas der ausgehenden neunziger Jahre in Deutschland?

Mir ist bewußt, daß es auf keine dieser Fragen erschöpfende, endgültige oder gar allgemeinverbindliche Antworten gibt. Erstens sind wir (Gottseidank) alle verschieden und nicht ausschließlich durch unsere RP definiert. Zweitens glaube ich, daß manche Fragen, wohl auch manche Ungereimtheiten und Widersprüche uns unser ganzes Leben hindurch begleiten, und es keinen „Endpunkt" gibt, an dem wir sagen könnten: „So, das mit der RP ist nun erledigt, Schluß damit." Der Glaube an ein „Happy-End à la Hollywood", nach dem dann alles in Butter wäre, kann sich, davon bin ich überzeugt, nur als leidvolle Illusion entpuppen – leidvoll deshalb, weil irgend etwas in uns spüren wird (und sei es um den Preis psychischer oder körperlicher Symptome), daß das so glatt nicht gehen kann. Dennoch möchte ich im folgenden versuchen, einige Denkanstöße zu geben.

Im Bewußtsein dessen, daß es ohnehin wenig Allgemeingültiges zu sagen gibt, möchte ich mich zunächst persönlich vorstellen und erzählen, wie ich selbst mit meiner RP aufgewachsen und (hoffentlich) erwachsen geworden bin. Aus der Vielfältigkeit meiner Erfahrungen und Erlebnisse greife ich diejenigen heraus, die ich aus psychologischer Sicht für bedeutsam halte, das heißt, die meine seelische Entwicklung stark geprägt haben.

Einige Gedanken zu meinem Leben mit RP

Heute bin ich 40 Jahre alt und weitgehend erblindet. Ich bin mit einem sehenden Mann verheiratet; Kinder habe ich nicht, wobei meine RP bei der Entscheidung, auf Kinder zu verzichten, nicht die Hauptrolle spielte. Ich arbeite als Psychotherapeutin in eigener Praxis gemeinsam mit meinem Mann, der den gleichen Beruf ausübt. Seit ca. zwei Jahren gibt es ein weiteres Familienmitglied, nämlich meinen Blindenführhund, durch den ich wieder sehr viel mobiler und selbständiger geworden bin.

In meiner Herkunftsfamilie ist kein Fall von RP bekannt. Als ich zur Welt kam, muß mein linkes Auge bereits weitgehend erblindet gewesen sein. Meinen Eltern fiel jedoch nichts auf, obwohl das linke Auge bereits damals abgewichen sein und einen Nystagmus, also ein starkes Zittern des Augapfels, gehabt haben muß. Daß meine Eltern dies nicht wahrnahmen, kann ich mir nur durch ihren starken Wunsch erklären, ein gesundes Kind zu haben. Bekanntlich neigt der Mensch ja dazu, das wahrzunehmen, was er erwartet und wünscht, und das auszublenden, was dem entgegensteht und nicht akzeptabel wäre.

Als ich etwa vier Jahre alt war, gab es an der Erkenntnis, daß etwas nicht stimmte, jedoch kein Vorbeikommen mehr, und so wurde ich von meinem Vater zum Augenarzt gebracht, der rasch die Diagnose RP stellte und meinem Vater lapidar mitteilte: „Ihre Tochter wird blind, da kann man nichts machen." Für meine Eltern muß das ein furchtbarer Schock gewesen sein, zu dessen Verarbeitung ihnen niemand zur Seite stand. Damals gab es noch keine Pro Retina Deutschland e. V. und auch sonst meines Wissens keine Beratungsmöglichkeiten oder andere sinnvolle Hilfsangebote für Eltern. So kann ich heute rückblickend begreifen, warum meine Eltern meiner Behinderung und damit auch mir in mancher Hinsicht die ganzen Jahre hindurch so hilflos gegenüberstanden, was sich für mich oft leidvoll auswirkte in Form von Ungeduld, Jähzorn, Überforderung einerseits, Überängstlichkeit und Überbehütung andererseits.

Mir selbst war bereits vor dem Schulalter durchaus bewußt, daß ich eines Tages nicht mehr würde sehen können.
Manchmal schloß ich in meinem Zimmer die Augen, versuchte umherzugehen und mir vorzustellen, wie das wohl im
Ernstfall sein würde. Leider gab es niemanden, mit dem ich
über meine Ängste und Nöte hätte sprechen können, und
das war, glaube ich, das größte Problem. Wir Menschen sind
nun einmal so geschaffen, daß wir – als Erwachsene und
erst recht als Kinder – intensive Gefühle nur dann verarbeiten, wenn wir darüber in vertrauensvollen Kontakt mit anderen treten können. Natürlich kann uns niemand etwas
davon abnehmen, doch können andere Menschen uns Halt
und Schutz geben und damit den Weg öffnen, Gefühle überhaupt zuzulassen und nicht irgendwohin wegsperren zu
müssen.

Wir sprechen so oft davon, wie schwer es für behinderte
Kinder und Jugendliche ist, aus Überbehütung und Versorgung hinauszuwachsen und selbständig zu werden. Aufgrund
meiner eigenen Erfahrung möchte ich diesen Punkt etwas
relativieren bzw. ergänzen: Auf manchen Ebenen mögen wir
zu lange Kind bleiben (z. B. fuhr meine Mutter mich sehr lange
mit dem Auto in die Schule, statt mir, wie meinen Altersgenossen, den Schulbus zuzumuten). Auf einer anderen, nämlich der gefühlsmäßigen Ebene, ging es mir aber so, daß ich
viel zu früh auf mich selbst angewiesen war und, indem ich
mit meinen inneren Nöten und Ängsten allein fertig werden
mußte, eine vorzeitige Pseudo-Unabhängigkeit von meinen
Eltern entwickeln mußte. Das Gefühl von Selbständigkeit und
Stärke, das ich daraus zog, hatte und hat durchaus positive
Aspekte. Ich lernte, mich zu behaupten und durchzusetzen,
couragiert und selbstbewußt zu werden. Doch hatte dies
auch seine Kehrseite: So mußte ich in meinem Erwachse-
nenleben erst langsam und mühevoll lernen, mich auch meinen „schwächeren” Seiten und Gefühlen anzuvertrauen und

mich zu ihnen in Beziehung zu setzen. In einer teilweisen Umkehrung des Eltern-Kind-Verhältnisses kam es so weit, daß ich, die unverarbeiteten Ängste und Schuldgefühle meiner Eltern spürend, ihnen gegenüber eine elterlich-fürsorgliche Haltung entwickelte. Ich tröstete sie, indem ich ihnen täglich von neuem bewies, daß es doch so schlimm mit mir nicht sei, daß ich doch zurechtkäme und ein fröhliches Kind sei. Gut, das war ich auch, da mein Leben nicht nur aus RP bestand. Ganz unter den Tisch fiel aber, daß eigentlich ich diejenige war, die von meinen Eltern, zumindest hin und wieder, Trost gebraucht hätte. Meine Eltern hätten sich den für sie notwendigen Zuspruch woanders holen müssen.

Als Ausdruck (abgewehrter) Angst und Hilflosigkeit werte ich rückblickend auch die für mich sehr belastenden regelmäßigen Kontrollen beim Augenarzt. Statt die Angst vor einer Verschlechterung meines Sehvermögens und den daraus resultierenden Folgen zuzulassen und aufzuarbeiten, hofften wir alle auf die Beschwichtigung des Arztes, seit der letzten Untersuchung habe sich nichts verschlechtert. Da aus meiner heutigen Sicht Diagnostik nur dann sinnvoll ist, wenn aus den Ergebnissen therapeutische Konsequenzen folgen, halte ich solche regelmäßigen Kontrolluntersuchungen, die für den Betroffenen eine Plagerei sind, für sehr fragwürdig und für eine Art Angstvermeidungsstrategie. Auch die in meiner Jugend in der Hoffnung, dem Unausweichlichen doch noch entgehen zu können, vorgenommenen zahlreichen Konsultationen anderer Ärzte sehe ich heute sehr kritisch: Einerseits betrachte ich es durchaus als legitim „alles zu versuchen". Damals gab es ja auch in Ermangelung der Pro Retina Deutschland e. V. kaum systematische Informationen über den tatsächlichen Forschungsstand. Andererseits möchte ich auch den Abwehr- und Vermeidungsaspekt solcher Bemühungen – die bis zur Verabreichung von Lourdes-Wässerchen reichten – nicht unter den Teppich kehren. Mit dem Tag meiner

Volljährigkeit beendete ich schlagartig diese Form des gut gemeinten, jedoch fehlgeleiteten Aktionismus.

Nun waren es nicht nur die Eltern, die (vermutlich unbewußt) eine Haltung des Stark- und Unabhängigseins förderten und forderten: Auch in der Regelschule, die ich besuchte, fühlte ich mich unter Druck zu zeigen, daß ich als (einzige) behinderte Schülerin den Anforderungen gerecht würde, und keine Notwendigkeit bestünde, das Damoklesschwert der Sonderschule (damals war die Blindenstudienanstalt in Marburg, ca. 500 km von meinem Wohnort entfernt, die einzige Möglichkeit) auf mich herniedersausen zu lassen. Ich bin meinen Eltern jedoch sehr dankbar, daß sie mich auf einer Regelschule mit sehenden Klassenkameraden eingeschult und mir das Herausgerissenwerden aus der Familie erspart haben.

Doch auch die Kehrseite will ich nicht verschweigen: Die bange Frage, wie schnell meine RP fortschreiten würde, und ob meine Augen bis zum Abitur durchhalten würden. Schwierig fand ich auch, daß ich das einzige behinderte Kind weit und breit war. Dies führte bei Lehrern, Mitschülern und natürlich auch bei mir zu mancher Unsicherheit und der einen oder anderen unsinnigen Entscheidung (z. B. durfte ich nicht am Schulsport teilnehmen, da die Lehrer offenbar Angst hatten, mir könnte etwas passieren). Auch hätte ich mich, wären noch andere behinderte Kinder an der Schule gewesen, nicht so sehr als Sonderling gefühlt und wäre vor allem in den ersten Schuljahren weit weniger Hänseleien ausgesetzt gewesen.

Wäre die integrative Beschulung behinderter Kinder in unserem Lande eine gelebte Selbstverständlichkeit (was ja leider immer noch keineswegs der Fall ist), hätten alle Beteiligten weit weniger Schwierigkeiten gehabt.

Wie alle Erfahrungen und wissenschaftlichen Untersuchungen zeigen, sind die Unsicherheiten im Umgang zwi-

schen Behinderten und Nichtbehinderten bis hin zu Stigma-
tisierungs- und Ausgrenzungsprozessen, am leichtesten
dann abzubauen, wenn behinderte und nichtbehinderte Kinder von klein an miteinander aufwachsen.

Zum Schluß dieses persönlichen Berichts möchte ich noch
ein paar Worte zum Thema Abschied sagen, mit dem wir RP-
Betroffene ja über viele Jahre konfrontiert sind: Sich von
etwas verabschieden zu müssen, was früher möglich war und
jetzt nicht mehr geht (bei mir war es mit ca. 15 Jahren das
Fahrradfahren als erster großer Einschnitt), tut ja sehr weh.
Sich bevorstehende Abschiede vorzustellen, tut ebenfalls
weh und macht Angst. So war es beispielsweise für mich eine
sehr bange Frage, wie lange ich würde lesen können (damit
war es dann mitten im Studium vorbei). In dieser Situation
stellen sich einem vor allem zwei Fragen:

1. Wie ehrlich traue ich mich, mit diesen Abschieden umzugehen und sie zu betrauern? Kann ich die Gefühle, die zum
   Abschied gehören, wirklich zulassen und anderen, z. B. Eltern oder Freunden, mitteilen oder gehen sie im „Starksein"
   unter?
2. Vermeide ich manche Abschiede von vornherein, indem
   ich Dinge unterlasse, von denen ich weiß, daß ich sie eines
   Tages nicht mehr werde tun können, oder tue ich sie trotzdem mit dem Bewußtsein, mich am Tage X von ihnen lösen
   zu müssen?

Ich habe diese Problematik als besonders heikel empfunden,
allerdings mit der Zeit wohl für mich ganz gut gelöst: Meine
Berufswahl traf ich sehr wohl unter dem Gesichtspunkt der
bevorstehenden Erblindung und verzichtete deshalb darauf,
Orchestermusikerin zu werden. Das hieß aber auch, mich mit
der Kränkung auseinandersetzen zu müssen, die Berufswahl
nicht, wie die meisten meiner Altersgenossen, frei nach Lust
und Interesse treffen zu können. Daß ich meinen heutigen
Beruf sehr mag, steht auf einem anderen Blatt. Was weniger

existentielle Beschäftigungen betraf, entschied ich mich, wenn auch schweren Herzens, nicht vorzeitig auf Dinge zu verzichten, die ich gern tun wollte, z. B. Fotografieren. Das hieß natürlich, daß es später sehr schmerzlich war, die Kamera weglegen zu müssen.

Daß dieses Thema im Grunde jeden Menschen betrifft (schließlich werden wir alle älter und sterben irgendwann), ist sicher ein schwacher Trost und außerdem eine Binsenweisheit – allerdings eine, die in unserer Kultur weithin verdrängt wird. Die RP konfrontiert uns mit unserer Endlichkeit und Begrenztheit jedoch in einem Alter, in dem dieses Thema für die meisten unserer Altersgenossen weit außerhalb ihres Bewußtseins liegt. Daß ich in dieser Tatsache Leid und Entwicklungschance zugleich sehe, wird uns weiter unten beschäftigen.

An dieser Stelle schließe ich meinen persönlichen Bericht in dem Bewußtsein, daß es noch viel mehr zu sagen gäbe. Es ist unmöglich, einem Geschehen, das so vielfältig und komplex in die eigene Biographie eingreift, auf wenigen Seiten gerecht zu werden. Das Gesagte möge aber genügen, andere Betroffene und deren Angehörige zum Nachdenken und Diskutieren anzuregen und den eigenen Lebenslauf, der in manchem ähnlich, in manchem auch völlig verschieden von meinem sein mag, liebevoll zu betrachten. Wer sich für weitere (und ausführlichere) persönliche Erfahrungsberichte in literarischer Form interessiert, kann sie bei LUSSEY-RAN, HULL oder FOGELBERG (siehe Literaturangabe am Schluß) weiterlesen. Wesentliche Einblicke in verschiedene Wege, mit RP zu leben, vermittelt auch die Dissertation von LÜBKE, der eine der Regionalgruppen unserer Selbsthilfevereinigung über Jahre als teilnehmender Beobachter begleitete.

Meine Überlegungen wandern nun vom Persönlichen zu einigen allgemeineren Gesichtspunkten: Zunächst möchte ich Schwierigkeiten des Umgangs zwischen Sehgeschädigten und Sehgesunden und deren Hintergründe beleuchten, um danach einige Gedanken zur individuellen Verarbeitung der Erkrankung und deren Integration in die Gesamtpersönlichkeit anzusprechen.

Sehschädigung als Stigma

Als Sehbehinderte oder Blinde erleben wir immer wieder schmerzlich, wie schwierig, kompliziert und verkrampft sich der Kontakt zu Sehenden manchmal gestalten kann. Ich denke, jede(r) von uns kennt solche unangenehmen Situationen, kennt die Gefühle von Peinlichkeit, Ärger, Schmerz und die angstvollen Fragen: Werde ich akzeptiert? Gehöre ich dazu? Werde ich als der Mensch gesehen, der ich bin (inklusive meiner Geschlechtlichkeit und erotischen Attraktivität), oder werde ich auf meine Behinderung reduziert? Wie sehr fühle ich mich unter Anpassungs- und Konformitätsdruck? Erlaube ich mir, mich von anderen Menschen (durch meine Behinderung und auch sonst) zu unterscheiden? Wie soll ich mich verhalten? Soll ich mich überhaupt als behindert kenntlich machen, und wenn ja, wie?

Was in Kontakten zwischen Behinderten und Nichtbehinderten geschieht, ist nicht zufällig, sondern folgt bestimmten Gefühls-, Denk- und Verhaltensmustern. Einige dieser Muster aufzuzeigen und über Möglichkeiten ihrer Veränderung nachzudenken, ist Ziel dieses Abschnitts.

Der Soziologe Erving GOFFMAN hat mit seinem Stigma-Konzept Entscheidendes zur Erhellung dieses Problems beigetragen. Wurde bislang Behinderung als ein rein individuelles Problem angesehen, dessen Bewältigung folgerichtig ausschließlich beim Behinderten liegt, stellte GOFFMAN das soziale Gefüge, in dem der behinderte oder sonstwie von sozialen Normen abweichende Mensch lebt, in den Vordergrund seines Interesses. Deshalb konnte er Behinderung nicht nur als organischen Defekt, sondern auch als Störung der Beziehung behinderter Menschen untereinander sowie zwischen ihnen und ihrer nichtbehinderten Umwelt beschreiben. Anders ausgedrückt: Die Behinderung eines Menschen entsteht nicht nur aus seiner organischen Schädigung sondern auch aus deren Benennung und Bewertung durch ihn selbst und die ihn umgebenden Menschen. Wächst jemand bereits mit einer Behinderung auf, so liegt auf der Hand, daß die Bewertungen, Einstellungen und das Beziehungsverhalten der primären Bezugspersonen das Selbstbild des behinderten Kindes entscheidend mitprägen.

Da der Begriff „Stigma" in der Alltagssprache eher ungebräuchlich ist, lasse ich GOFFMAN hier selbst sprechen:

> „Ein Individuum, das leicht in gewöhnlichen sozialen Verkehr hätte aufgenommen werden können, besitzt ein Merkmal, das sich der Aufmerksamkeit aufdrängen und bewirken kann, daß wir uns bei der Begegnung mit diesem Individuum von ihm abwenden, wodurch der Anspruch, den seine anderen Eigenschaften an uns stellen, gebrochen wird. Es hat ein Stigma, das heißt, es ist in unerwünschter Weise anders, als wir es antizipiert hatten."

Wer als Sehgeschädigter noch über einen brauchbaren Sehrest verfügt, befindet sich, was den Umgang mit Sehenden betrifft, oft in einer besonders schwierigen Lage, da das Stigma nicht von vornherein offensichtlich ist, und immer die Möglichkeit besteht, daß es plötzlich entdeckt und damit die Situation entscheidend verändert wird. Bleibt die Sehbehinderung unerkannt, kann es zu unangenehmen Mißverständnissen kommen (Beispiel: Der Betroffene bewegt sich in einem Restaurant unsicher in Richtung Toilette und hört, wie hinter ihm jemand murmelt: „Na, der hat wohl auch schon einen ziemlichen Zacken in der Krone.")

Das Stigma neigt dazu, alle anderen Eigenschaften der Person zu „übertönen": Eine blinde Frau wird beispielsweise nur noch als „die Blinde" wahrgenommen, nicht mehr als Frau, Lehrerin, Sportlerin, fröhlicher Mensch – kurz, als Person mit verschiedenen Rollen und Eigenschaften. Der Sehende, der dieser Frau begegnet und seine Aufmerksamkeit nur auf das Merkmal „Blindheit" richtet, macht sich von ihr also ein überaus vereinfachtes (stereotypes) und damit verzerrtes Bild. Besonders bedeutsam ist, daß er von dem Merkmal „Blindheit", das im Vordergrund seines Interesses steht, unbewußt auf andere Eigenschaften schließt, die diese Frau angeblich haben soll. Leider werden derart zugeschriebene Merkmale häufig nicht an der Wirklichkeit überprüft. Solche irrationalen Zuschreibungen bezeichnet GOFFMAN als „Stigma-Ideologie", die die Funktion erfülle, die Aufrechterhaltung der Stigmatisierung zu rechtfertigen.

Welche Eigenschaften einem blinden Menschen zugeschrieben werden, ist von Person zu Person weit weniger verschieden, als man annehmen könnte: Kulturelle Überlieferungen (z. B. Mythen, Märchen, Sagen und Legenden) ebenso wie wissenschaftliche Untersuchungen (etwa der psychologischen Einstellungsforschung) belegen, daß das Bild der Blinden in der Gesellschaft ziemlich festgelegt zu sein scheint. Ohne an dieser Stelle näher auf Einzelheiten eingehen zu können, seien einige dieser weitverbreiteten Annahmen genannt:

– Blindheit wird als schlimmste aller Behinderungen angesehen.

– Als Erblindungsursache wird häufig Strafe für eine begangene Sünde angenommen (die in Zeiten des New Age- und Esoterikbooms gern auch in frühere Generationen oder gar Inkarnationen zurückverlegt und damit unwiderlegbar wird).

– Besonders weit verbreitet ist der Glaube, die Blindheit werde durch andere, oft rätselhafte Gaben kompensiert. Oft wird Blinden eine Art „sechster Sinn" zugeschrieben. Ein berühmtes Beispiel aus der Antike ist die Gestalt des blinden Sehers Teiresias.

- Werden Blinden einerseits bewunderungswürdige (jedoch unerwünschte) magische Fähigkeiten zugeschrieben, werden sie andererseits als böse und Unglück bringend betrachtet. So schreibt man Blinden den „bösen Blick" zu, und noch im China des 20. Jahrhunderts lebt der Aberglaube weiter, die Berührung mit einem Blindenstock bringe Unglück, weshalb um Blinde auf der Straße oft ein großer Bogen gemacht wird.
- Blinde Menschen werden als andersartig, introvertiert, musikalisch, traurig, einsam, hilflos, unfähig, überempfindlich, gleichzeitig als boshaft, aggressiv, häßlich und geschlechtsneutral angesehen.

Auffällig ist die Widersprüchlichkeit dieser Zuschreibungen: Blinde werden gleichzeitig als unfähig und als Genies, als moralisch minderwertig und als besonders tugendhaft angesehen. Dieses ist typisch für Vorstellungen, die der unbewußten Psyche entstammen (man denke nur an das ungestörte Nebeneinander von Gegensätzen im Traum).

Über die Frage, warum es überhaupt zu Stigmatisierungsprozessen kommt, ist viel nachgedacht und geschrieben worden. Sie hier umfassend zu erörtern, verbietet sich aus Platzgründen. Erwähnt seien nur die sozioökonomisch orientierten Erklärungsmodelle, die, kurz gesagt, Ausgrenzungsprozesse als Folge der Regelung des Zugangs zu knappen Gütern sehen. In Zeiten der Massenarbeitslosigkeit ist diese Sichtweise, glaube ich, gut nachvollziehbar. Kulturgeschichtliche Betrachtungen (vgl. H.-E. RICHTER) weisen auf die Unfähigkeit des modernen Menschen hin, mit Schwäche, Zerbrechlichkeit und der Endlichkeit der menschlichen Existenz umzugehen, und spüren mögliche Gründe für solche Entwicklungen auf. Andere Autoren gehen stärker auf psychologische Mechanismen ein, z. B. auf die Abwehr eigener Abweichungstendenzen. Aus tiefenpsychologischer Sicht ist die Stigmatisierung Sehgeschädigter nicht zuletzt vor dem Hintergrund der symbolischen Bedeutungen zu verstehen, die Sehen und Blindheit in der unbewußten Psyche haben: Denken wir an Redeweisen wie „blinder Gehorsam" oder „blinde Leidenschaft", wird deutlich, daß mit Blindheit weit mehr assoziiert wird als das reale Nichtsehen. Sehen wird unbewußt mit Intelligenz und Bewußtheit gleichgesetzt und die meisten Wörter, die etwas mit Denken zu tun haben, stammen aus dem visuellen Bereich. Man denke nur an Begriffe wie Einsicht oder Durchblick. Blindheit bedeutet in diesem Zusammenhang geistiges Unvermögen, Undifferenziertheit, Unbewußtheit, aber auch Instinkthaftigkeit und Immoralität. Das Auge gilt als „Fenster der Seele", was Blinden nicht selten den Ruf einbringt, unberechenbar und undurchschaubar zu sein. In der Mythologie taucht das Auge auch als zerstörerisches Organ auf. So soll der Blick der Medusa einen Menschen zu Stein erstarren lassen.

Wie wirken sich nun Stigmatisierung und das mit ihr verbundene stereotype Bild vom Blinden auf den Umgang Normalsehender und Sehgeschädigter und den Umgang Sehgeschädigter untereinander aus. Ohne Anspruch auf Vollständigkeit seien einige mir besonders wichtig erscheinende Aspekte genannt. Der Leser möge das hier Beschriebene durch seine eigenen Erfahrungen ergänzen oder korrigieren:

1. Soziale Distanz

Wie wir gesehen haben, definiert GOFFMAN Stigma u.a. als „Ausschluß von sozialer Akzeptierung". Das heißt: Sehende bemühen sich, einen gewissen „Sicherheitsabstand" zu Blinden zu wahren. Wie groß dieser Abstand ist, ist von Person zu Person verschieden: Der eine mag bereits peinlich berührt sein, wenn er mit einem Blinden zusammen im Eisenbahnabteil sitzt, ein anderer hat damit zwar keine Schwierigkeiten, kann sich aber überhaupt nicht vorstellen, einen blinden Menschen zu heiraten.

Auch großangelegte Spendenaktionen (denken wir nur an die „Aktion Sorgenkind") können Ausdruck des Bedürfnisses nach sozialer Distanz sein. Der Spender glaubt zwar, „etwas für die Behinderten zu tun", hält sie sich damit aber auch ganz gut vom Leibe. Als Selbsthilfevereinigung, die sich zum großen Teil aus Spenden finanziert, müssen wir uns diesen nicht erwünschten Aspekt bewußt machen und mit ihm umgehen. Mit dem Bedürfnis nach sozialer Distanz hat auch die Ausgliederung behinderter Menschen in Heime und Sonderschulen zu tun. Das krasseste Beispiel für die Aussonderung Behinderter war deren Ermordung im Dritten Reich. In Zeiten rapide zunehmender rechter Gewalt erleben wir eine erschütternde Renaissance dieses rassistischen menschenverachtenden „Gedankenguts": Deutschland „judenfrei, krüppelfrei und ausländerfrei" (Süddeutsche Zeitung vom 4. April 1998) zu machen, ist erklärtes Ziel rechtsextremer, meist jugendlicher Schlägertrupps. Denken wir desweiteren an die ungelösten ethischen Fragen der modernen Gentechnologie und ihre möglichen Konsequenzen, sind wir möglicherweise von diesem grauenvollen Kapitel unserer Geschichte weit weniger entfernt, als wir gerne glauben möchten.

2. Mitleid

Eine der häufigsten Klagen Behinderter über Nichtbehinderte ist die, daß diese ihnen nicht partnerschaftlich, sondern mitleidig und von oben herab begegnen. Auch wissenschaftliche Untersuchungen ergaben, daß Mitleid eine der zentralen Einstellungen Nichtbehinderter gegenüber Behinderten ist. Um einem Mißverständnis vorzubeugen: Gemeint ist hier nicht das echte Mitgefühl, das den anderen als gleichberechtigten Partner achtet, das Sich-hinein-Versetzen in einen

anderen Menschen und das Nachempfinden seiner Gedanken und Gefühle. Gemeint ist in diesem Zusammenhang das
„falsche" Mitleid, das Ablehnung vertuscht und den anderen
als unterlegen, schwach und abhängig definiert. Ein derart
Mitleidiger ist so fest von der Schrecklichkeit des Schicksals
des Bemitleideten überzeugt, daß er dazu nicht passende
Wahrnehmungen ausblendet und stattdessen darauf beharrt,
es müsse dem anderen furchtbar schlecht gehen. Nur so
kann er das für ihn notwendige Machtgefälle aufrechterhalten, vielleicht auch Schwächen, die er bei sich selbst abweh-
ren muß, weiter auf den anderen projizieren.

3. Kontakte zwischen Normalsehenden und Sehgeschädigten

Stereotype Vorstellungen, das Bedürfnis nach sozialer Di-
stanz und Mitleid beeinflussen in entscheidender Weise das
Zustandekommen und den Ablauf von Kontakten zwischen
Normalsehenden und Sehgeschädigten.

– Je größer das Bedürfnis nach sozialer Distanz zu Blinden
ist, desto weniger wird der Sehende über die Auswirkungen
von Blindheit wissen, und desto unsicherer wird er sich fühlen, wenn er dann tatsächlich mal einem Blinden begegnet.
Jeder Sehgeschädigte kennt das Problem, daß Sehende
– oft durchaus in bester Absicht – völlig unangemessene
Hilfe geben.

– Auch der Blinde empfindet im Kontakt mit einem Sehenden
(zumindest wenn es sich um einen Fremden handelt) ein
gewisses Unbehagen, da er ja über die Unwissenheit und
auch die Vorurteile der Sehenden Bescheid weiß und sie oft
genug am eigenen Leib erfahren hat. Bietet ein Sehender
ihm Hilfe an, muß er entscheiden, ob dies aus echter Hilfs-
bereitschaft oder zur Demonstration seines Edelmutes
geschieht. Oft empfindet der Blinde es als schwierig, seinen
Unmut gegenüber einem sehenden Helfer zu äußern, da er

sich ja auf dessen Hilfe angewiesen fühlt und fürchtet, ihn zu „verprellen".

– Im Zusammenhang mit der Tatsache, daß die Blindheit zu dem am meisten beachteten Merkmal des sehgeschädigten Menschen wird, muß dieser damit rechnen, in lange Gespräche über seine Behinderung verwickelt zu werden („Wie ist das nur gekommen?" – „Hatten Sie das schon als Kind?" etc.). Dabei wird er oft aufgefordert, Informationen aus seiner Privatsphäre preiszugeben, die niemals Thema des Gesprächs zwischen „Normalen" wären, die sich zum ersten Mal begegnen.

– Oft muß der Blinde erfahren, daß es keineswegs dasselbe ist, wenn zwei dasselbe tun: Er erlebt, daß Dinge, die er tut und die für ihn selbstverständlich sind, von seinen sehenden Mitmenschen auch dann im Zusammenhang mit seiner Behinderung interpretiert werden, wenn sie überhaupt nichts damit zu tun haben: Ist beispielsweise ein Sehgeschädigter beruflich erfolgreich, heißt es schnell, er müsse eben seine Behinderung überkompensieren, während sein sehender Kollege für die gleiche Leistung geschätzt und bewundert wird. Auch scheinbar belanglose Alltagssituationen enthalten entsprechenden Zündstoff: Verschütte ich als Blinde etwa beim Einfüllen der Espressomaschine etwas Kaffee, kann es durchaus passieren, daß mein sehender Partner mir „hilfsbereit" die Kaffeedose aus der Hand reißt – verschüttet er selbst einen Tag später genausoviel Kaffee, dann ist er eben einfach schusselig und wäre vermutlich leicht pikiert, würde ich dasselbe tun wie er einen Tag zuvor.

– Der Sehgeschädigte – vor allem, wie bereits erwähnt, der Sehbehinderte – muß sich in jeder Kontaktsituation mit einem Fremden von neuem überlegen, ob er dem anderen Informationen über seine Behinderung geben will, und wenn ja, in welcher Form und in welchem Ausmaß dies geschehen soll. Dies erfordert ein gewisses Maß an Nachdenken und Konzentration, das er dem eigentlichen Thema der Begegnung (z. B. Kaufgespräch in einem Warenhaus) entziehen muß. Entscheidet er sich, seine Behinderung zu verbergen, kann ihn das eine Menge Anstrengung kosten, und immer noch läuft er Gefahr, daß der andere „doch etwas merkt".

Diese kurze und exemplarische Aufzählung soll genügen, um einen Eindruck davon zu vermitteln, in welcher Weise der Umgang zwischen Normalsehenden und Sehgeschädigten durch die Behinderung verändert oder gestört werden kann. Wer sich für detailliertere Analysen interessiert, kann diese bei GOFFMAN (1967) und KRÄHENBÜHL (1977) nachlesen.

4. Dauerhafte Auswirkungen
auf den sehgeschädigten Menschen

Erlebt ein sehgeschädigter Mensch in seinen Begegnungen mit anderen immer wieder die oben angeführten Schwierigkeiten, so liegt auf der Hand, daß solche Erfahrungen nicht ohne Folgen für seine soziale Situation und sein Selbstverständnis bleiben.

Möglicherweise wird er zum Einzelgänger, sei es, weil seine sehende Umgebung sich vor ihm zurückzieht oder er als Behinderter keinen Arbeitsplatz bekommt, sei es, weil er sich „verkriecht", da er die Ablehnung der anderen und die immer wieder auftretenden Schwierigkeiten fürchtet. Selbst bei von außen betrachtet gut gelungener Integration in die soziale Umgebung kommt es nicht selten vor, daß Gefühle einer gewissen Fremdheit und mangelnder Zugehörigkeit bleiben, die für den Betroffenen oft schwer faßbar und verständlich und sehr schmerzhaft sein können.

Auch das Bild, das sich der Sehgeschädigte von sich selbst macht (das sogenannte Selbstkonzept) kann von den Haltungen und Einstellungen seiner nichtbehinderten Mitmenschen beeinflußt werden. Wird er immer wieder als unterlegen und bemitleidenswert behandelt, übernimmt er möglicherweise diese Vorstellung und kommt schließlich selbst zu der Überzeugung, er sei minderwertig und ein ganz armer Teufel. Auch kommt es vor, daß der Stigmatisierte gegenüber den sogenannten „Normalen" seinerseits eine aggressive, feindselige Haltung entwickelt oder Kontaktschwierigkeiten (die auch völlig anderen Ursprungs sein können) ganz auf vermutete Stigmatisierung durch die „Normalen" reduziert, was in der Folge den Aufbau von Beziehungen auch nicht gerade beflügelt.

Eine solche Entwicklung ist aber nicht zwangsläufig: Als aktiv handelnder, denkender und entscheidungsfähiger Mensch kann der Sehgeschädigte sich durchaus seines Wertes als Person und seiner Fähigkeiten bewußt bleiben oder werden. Am stärksten dürfte der Einfluß der Umwelt auf die eigenen Einstellungen in der Kindheit sein, doch ist selbst hier kein zwingender und einfacher Ursache-Wirkungs-Zusammenhang anzunehmen. Der Beratung der Eltern und Lehrer behinderter Kinder kommt deshalb eine ganz besondere Bedeutung zu.

Erwähnen möchte ich einen heiklen, unter Behinderten mitunter tabuisierten Gesichtspunkt: Stigmatisierungsprozesse können im Sinne einer Selbststigmatisierung verinnerlicht werden und so nicht nur den Umgang zwischen Behinderten und Nichtbehinderten, sondern auch Behinderter untereinander problematisch werden lassen. Das alte Sprichwort: „Unter Blinden ist der Einäugige König" kann sicher verschiedentlich interpretiert werden, enthält aber eine tiefe und erschütternde Wahrheit. Ich finde es oft bedrückend zu beobachten, wie sich Aspekte der Hackordnung unserer Gesellschaft in trauriger, ich möchte sogar sagen, absurder Weise im Umgang behinderter Menschen miteinander spiegeln können: Da gibt es Behinderte, in unserem Falle Sehgeschädigte, die „es geschafft" haben – sie sind mobil, berufstätig und perfekt mit allen erdenklichen Hilfsmitteln ausgestattet. Was ist aber mit denen, die sich, aus welchen Gründen auch immer, schwerer tun oder für sich andere Wege wählen? Sind sie weniger wert als diejenigen, die ich gerne scherzhaft als „Turbo-Blinde" bezeichne? Besonders erschüttert mich, wenn ich immer wieder den Eindruck gewinne, daß es geradezu zum Statussymbol „gelungener Integration" werden kann, einen sehenden Partner oder eine sehende Partnerin „abgekriegt" zu haben – was ist mit denen, die allein bleiben oder sich bewußt für einen ebenfalls behinderten Lebensgefährten entscheiden? Sind sie weniger emanzipiert? Wird ein sehender Partner zum Statussymbol, wird unbewußt die Diskriminierung und Stigmatisierung reproduziert, die wir den Nichtbehinderten zu Recht ankreiden. So können auf sehr subtile Weise Behinderte andere Behinderte abwerten und unterdrücken. Diese „Hierarchie der Körperlichkeit", wie HERBST dieses Phänomen einmal genannt hat, scheint mir ein weithin tabuisiertes und deshalb um so wichtigeres Thema zu sein, dessen ehrliche und selbstkritische Betrachtung mir sehr am Herzen liegt.

Was können wir nun tun, um die Beziehungen zwischen Sehenden und Sehgeschädigten zu verbessern?

Sich der Schwierigkeiten bewußt zu werden, die im Kontakt zwischen Sehgeschädigten und Normalsehenden auftreten können, ist bereits der erste Schritt zur Verbesserung der Situation – ein Problem genau zu kennen und beschreiben zu können, nimmt uns ein wenig von den Gefühlen der Hilflosigkeit und des Ausgeliefertseins. Aber damit allein ist es nicht getan. Wir müssen nach Lösungsmöglichkeiten suchen und diese in die Tat umsetzen.

„Patentrezepte" im Kochbuchstil halte ich allerdings weder für sinnvoll noch für möglich. Statt dessen will ich im folgenden einige Überlegungen anstellen, wie das Verhältnis zwischen Behinderten und Nichtbehinderten verbessert werden könnte und den Leser ermutigen, eigene Ideen zu entwickeln und auszuprobieren.

Begreift man Behinderung als soziale Beziehung, sind der behinderte und der nichtbehinderte Mensch in gleicher Weise dafür verantwortlich, was in ihrer Begegnung geschieht. Der Behinderte ist also nicht das „Opfer", der Nichtbehinderte ist nicht der „Täter", auch nicht der „Retter" des „armen Opfers". Vielmehr erzeugen beide die soziale Situation und bestimmen, was in ihr geschieht. Übernimmt der Behinderte – in unserem Fall der Sehgeschädigte – seinen Teil der Verantwortung, muß er auch über seine eigenen Einstellungen und sein eigenes Verhalten kritisch nachdenken. So muß er sich zum Beispiel fragen, ob nicht seine Überzeugung von der Vorurteilsbelastetheit der Nichtbehinderten selbst schon zum Stereotyp geworden ist. Glaubt er, er habe aufgrund seiner Behinderung eine „Freikarte" für unangemessenes Verhalten und handelt auch dementsprechend, ist es nur allzu verständlich, daß der Sehende bei seiner Überzeugung bleiben wird, „Behinderte seien eben anders". Auch muß sich der Behinderte fragen, ob wirklich alle Schwierigkeiten im Kontakt mit Nichtbehinderten auf seine Behinderung zurückzuführen sind. Sich trotz bzw. mit einer Behinderung als ganz „normaler" Mensch zu verstehen, bedeutet auch, sich seiner sonstigen Eigenschaften, Stärken wie Schwächen, bewußt zu werden, sich also ehrlich und aktiv mit sich selbst auseinanderzusetzen – davon wird das Schlußkapitel dieses Aufsatzes handeln. Zur Verdeutlichung meiner Auffassung zitiere ich an dieser Stelle Ernst KLEE:

„Jeder Behinderte ist so sympathisch oder unsympathisch wie jeder Nichtbehinderte. Auch er muß sich in eine Beziehung einbringen, muß sich mit seinem Partner auseinandersetzen und ihn fordern, sonst bleibt er Betreuungsobjekt. Diese Auseinandersetzung muß stattfinden, wenn das Gefälle vom Helfer zum Hilflosen aufgehoben werden soll. (...) Nicht nur Nichtbehinderte bevormunden Behinderte, Behinderte unterdrücken auch Nichtbehinderte, indem sie ihre Schwäche tyrannisch ausspielen."

Das bisher Gesagte mag so klingen, als wolle ich den Schwarzen Peter nun doch wieder dem Behinderten, in unserem Falle dem Sehgeschädigten, zuschieben. Das jedoch ist nicht gemeint. Die eigene Verantwortung zu erkennen, bedeutet ja auch, sich der eigenen Menschenwürde und des eigenen Wertes bewußt zu sein. Sich nicht als hilfloses Opfer definieren zu müssen, ist ermutigend und fordert zum aktiven Handeln heraus.

Ein Mensch, der sich seiner Würde und seiner Fähigkeiten bewußt ist, wird sich im Kontakt mit seinen Mitmenschen ganz anders fühlen und verhalten als jemand, der sich als minderwertig und den anderen ausgeliefert erlebt. Ein selbstbewußter behinderter Mensch verhält sich nicht demütig und verbirgt seine Gefühle nicht (und zwar weder die positiven noch die negativen). Er macht sich nicht abhängig und hilflos, bleibt auch dann autonom, wenn er die Hilfe eines anderen braucht. Er bleibt sich seines Wertes auch dann bewußt, wenn ihm Mitleid und Mißachtung entgegengebracht werden. Und: Der nichtbehinderte Gesprächspartner wird einen solchen behinderten Menschen auch anders erleben und sich ihm gegenüber offener und partnerschaftlicher verhalten – es sei denn, er ist so sehr von Vorurteilen behaftet, daß er gar nicht bereit ist, wahrzunehmen, daß der Behinderte nicht seinem Klischee entspricht.

Die Vorurteilsproblematik sehe ich mit – wenn auch gedämpftem – Optimismus, da m.E. zumindest ein Teil der falschen Vorstellungen Sehender über Sehgeschädigte weniger auf emotional getönten und änderungsresistenten Vorurteilen als auf mangelnden Informationen beruht. Da die meisten Sehenden sehr selten Blinden oder Sehbehinderten begegnen, wissen sie nicht, was eine Sehschädigung bedeutet und was nicht. Die Behebung dieses Informationsmangels ist daher eine entscheidende Aufgabe zur Verbesserung des Kontakts zwischen Sehenden und Sehgeschädigten.

Was bedeutet das konkret?

Erfahrungsgemäß lernen Menschen weitaus weniger durch direkte Wissensvermittlung (z. B. durch Aufklärungskampagnen in den Massenmedien) als in der unmittelbaren Begegnung. Zwei Veränderungsansätze halte ich deshalb für besonders wichtig:

Mit sehr hoher Wahrscheinlichkeit hat der Sehgeschädigte weit mehr Erfahrung im Kontakt zwischen Behinderten und Nichtbehinderten als der Normalsehende, der nur selten behinderten Menschen begegnet. Daher schlägt JANSEN vor, der Behinderte solle in sozialen Situationen die Verhaltenssteuerung übernehmen. Gelingt es dem Behinderten, aus eigener Initiative und ohne Scheu vor der erwarteten Ablehnung auf den Nichtbehinderten zuzugehen, kann er die wesentlichste Kontaktschwelle überschreiten und weitere Kommunikationsmöglichkeiten vorbereiten. Dafür muß es jedoch erst zu solchen Begegnungen kommen. Das mag banal klingen, ist aber von enormer praktischer Bedeutung: Solange Behinderte in Schule, Berufs- und Privatleben unter sich bleiben, wird sich ihr Bild in der Öffentlichkeit kaum wesentlich verändern. Nichtbehinderte Kinder können im Schulunterricht Filme über Behinderte sehen und noch so gut informiert werden, ein vollständiges und unverzerrtes Bild werden sie nur dann erhalten, und, was noch wichtiger ist, ihre Angst und Unsicherheit gegenüber Behinderten überwinden, wenn sie gemeinsam mit behinderten Kindern aufwachsen. Natürlich lernt auch das behinderte Kind nur im täglichen

Zusammensein mit seinen nichtbehinderten Altersgenossen, mit diesen angemessen und unverkrampft umzugehen. Aus diesem Grund kommt der Integration behinderter Kinder an den Regelschulen eine besonders große Bedeutung zu.

Mir ist bewußt, daß ich im Rahmen dieses Kapitels nur wenige Gesichtspunkte herausgreifen konnte. Der interessierte Leser sei ermutigt, sich in der weiterführenden Literatur umzusehen, vor allem aber in der Begegnung mit Sehenden und Sehgeschädigten den Schwierigkeiten aktiv und kreativ entgegenzutreten. Behinderte und Nichtbehinderte können noch eine Menge voneinander lernen.

Einige Gedanken zur persönlichen Auseinandersetzung mit der Erkrankung

Im vorangegangenen Kapitel beschrieb ich Behinderung, in unserem Falle Sehschädigung, im Zusammenhang sozialer Beziehungen. Sich Prozesse von Stigmatisierung und Diskriminierung klarzumachen, kann bereits eine befreiende Wirkung haben, indem wir als Betroffene nicht die gesamte Verantwortung auf unsere eigenen Schultern nehmen müssen, sondern uns als Teil eines sozialen Gefüges begreifen können. Die Erfahrungen gesellschaftlich diskriminierter Gruppen (z. B. Homosexuelle, Behinderte, psychisch Kranke) haben gezeigt, daß diese Gruppen die Stigmatisierung dadurch zu überwinden beginnen, daß sie sich dieses Stigma bewußt aneignen: So sind Schwulengruppen entstanden, Krüppelinitiativen und Irrenoffensiven, die durch bewußte Identifikation mit den als Schimpfwörter benutzten Etiketten („schwul", „Krüppel", „irre") diese ad absurdum führten. Vor diesem Hintergrund erscheinen mir hingegen Versuche, Begriffe, die als diskriminierend erlebt werden, durch neutraler wirkende zu ersetzen, äußerst fragwürdig und wenig erfolgversprechend, man denke nur an die Ersetzung des Wortes „blind" durch „nicht sehend".

Die Betrachtung des Phänomens Behinderung im Kontext sozialer Beziehungen soll uns nicht den Blick dafür verstellen, daß wir als Betroffene letztendlich nur dann etwas zum Positiven hin verändern können, wenn wir unseren Teil der Verantwortung übernehmen. Das bedeutet, nicht in Kategorien von „Opfern" und „Tätern" zu denken, sondern uns als aktiv handelnde, denkende und fühlende Individuen zu begreifen. Nur so werden wir offen dafür, uns ehrlich mit unserer Situation auseinanderzusetzen und Wege zu einem sinnerfüllten Leben zu finden.

Ein solcher Verarbeitungsprozeß kann wohl kaum außerhalb tragfähiger sozialer Beziehungen erfolgreich stattfinden, ganz abgesehen davon, daß RP mit allen ihren Folgen sich nicht nur auf uns Betroffene, sondern immer auch auf unsere Angehörigen und sonstigen Bezugspersonen mit auswirkt: Eltern haben mit Schuldgefühlen, Enttäuschung, Schmerz, Ängsten, Versagens- und Hilflosigkeitsgefühlen zu kämpfen, zu deren Verarbeitung sie ebenfalls Unterstützung brauchen. Auch nichtbehinderte Geschwister sind oft weit mehr betroffen, als es auf den ersten Blick den Anschein haben mag: In meiner therapeutischen Praxis begegnen mir immer wieder Menschen, die mit einem kranken oder behinderten Geschwister aufwuchsen. Sie haben oft Schwierigkeiten, ihre Bedürfnisse zu spüren, ernstzunehmen und zu artikulieren, verhalten sich angepaßt und „pflegeleicht", ohne sich darauf zunächst einen Reim machen zu können. Im Laufe der Therapie stellt sich dann oft heraus, daß sich diese Menschen als Kinder zu kurz gekommen fühlten, da die meiste Aufmerksamkeit der Eltern dem „Sorgenkind" galt, und sich das gesunde Geschwister kaum traute, ohne Schuldgefühle eigene Bedürfnisse zu entwickeln, geschweige denn zu äußern. („Wie kann ich mich denn so wichtig nehmen, wo es schließlich doch meinem Bruder viel schlechter geht als mir?") Auch solche Entwicklungen können leidvoll sein und bedürfen der Korrektur.

Doch kehren wir nun zu der Frage zurück, wie eigentlich der betroffene, in unserem Fall noch junge, Mensch seine Augenerkrankung verarbeiten und zu einem sinnerfüllten Leben nicht trotz, sondern mit der Behinderung finden kann. Gerade weil es keine „Patentrezepte" und keine endgültigen Lösungen geben kann, begleitet die Integration der Behinderung in unsere Persönlichkeit und Lebensgestaltung uns unser ganzes Leben hindurch. So möchte ich mich auch nicht darstellen als „eine, die es geschafft hat und weiß, wie es geht", die sozusagen geläutert und weise über den Dingen schwebt. Zwar bin ich sehr wohl überzeugt (und habe es am eigenen Leibe erfahren dürfen), daß man auch mit RP und ihren Folgen ein sinnerfülltes, durchaus schönes Leben zu führen kann. Doch es gibt immer wieder heftige Krisen und nur schwer zu bewältigende Grenzsituationen. Allerdings wächst mit der Zeit eine gewisse Krisenerfahrung und damit auch Vertrauen, aus der jeweiligen Krise wieder herausfinden zu können. Das Annehmen der Erkrankung bzw. Behinderung ist ja als Ziel in aller Munde, das oft allerdings von Nichtbehinderten als Forderung formuliert wird: „Er/sie muß eben seine/ihre Behinderung akzeptieren." Das sagt sich leicht, jedoch begegne ich immer wieder Menschen, die sich als Versager fühlen, wenn ihnen ein „Happy-End à la Hollywood" nicht gelingt. Sie glauben dann, sie hätten „eben ihre Behinderung noch nicht akzeptiert", sozusagen die an sie gestellte Forderung nicht erfüllt. Darum schlage ich vor, den oft doch etwas unbedacht gebrauchten Begriff „Annahme" bzw. „Akzeptanz" wie folgt zu definieren: Akzeptanz in einem vielleicht bescheideneren, aber auch tieferen und umfassenderen Sinne heißt, nicht nur unsere Behinderung als solche, sondern auch die dazugehörigen Krisen und wiederkehrenden gefühlsmäßigen Reaktionen anzunehmen und uns zu erlauben.

Wir sind Menschen mit Gefühlen, Stärken und Schwächen. Wir haben bestimmte Wünsche und Bedürfnisse, Ideale und

Lebensentwürfe, die wir angesichts unserer fortschreitenden Erkrankung immer wieder verändern müssen. Unsere Enttäuschung und unser Schmerz, unsere Wut und unsere Trauer sind in keiner Weise krankhaft oder Zeichen nichtgeglückter Akzeptanz, sondern vollkommen natürliche und gesunde Reaktionen.

Diese Sichtweise mag etwas Ängstigendes haben, da sie uns mit unangenehmen und unausweichlichen Gefühlen konfrontiert. Ich glaube allerdings, daß sie uns gleichzeitig entlastet, indem wir uns erlauben, zu fühlen, was wir fühlen, anstelle Forderungen an uns zu stellen, die wir ohnehin nicht erfüllen können. Fragen wie: „Warum gerade ich?" sind zwar nicht zu beantworten, jedoch keineswegs überflüssig, sondern vielmehr Ausdruck von Wut und Auflehnung, die gerade zu Beginn des Verarbeitungsprozesses ihr Recht haben und verstanden werden wollen. Auch Versuche, gewissermaßen mit dem Schicksal zu verhandeln, indem eine Therapie nach der anderen probiert wird, sind legitim und manchmal auch sinnvoll. Sie können aber auch die Funktion übernehmen, sich die Bedrohlichkeit des Unausweichlichen emotional vom Leibe zu halten.

Vor diesem Hintergrund halte ich auch die sehr zentrale Zielsetzung unserer Selbsthilfevereinigung, nämlich die Förderung der Forschung, zwar für wichtig und sinnvoll, betrachte sie aber mit einer gewissen kritischen Distanz: Zu hoffen, die Erkrankung irgendwann einmal „abschaffen" zu können, ist das eine, ihre heutige Realität zu akzeptieren und in mein Leben und meine Persönlichkeit zu integrieren, das andere. Seine ganze Hoffnung in Therapien zur Wiederherstellung des Sehvermögens zu investieren, birgt, so meine ich, die Gefahr in sich, die seelische Auseinandersetzung mit der Realität der Behinderung im Hier und Jetzt zu erschweren oder gar zu verunmöglichen und damit einer seelischen und sozialen Heilung im Wege zu stehen.

Auf zwei Schwierigkeiten möchte ich außerdem hinweisen: Zum einen ist es, glaube ich, manchmal nicht einfach, RP-spezifische Probleme von solchen auseinanderzuhalten, die mit unserer Augenerkrankung nichts zu tun haben oder durch diese verstärkt, aber nicht allein verursacht werden. Gerade im Jugendlichen- und jungen Erwachsenenalter mischt sich eine Vielzahl von Entwicklungsaufgaben, Lernprozessen und zu überwindenden Hürden. Um nur zwei Beispiele zu nennen: Im vorangegangenen Kapitel habe ich Probleme im Umgang zwischen Sehenden und Sehgeschädigten beschrieben. Gerade in der Pubertät sind sich aber auch nichtbehinderte Jugendliche ihres Umgangs mit sich selbst und anderen, insbesondere dem anderen Geschlecht, recht unsicher. Die Sehbehinderung verstärkt solche Schwierigkeiten sicher erheblich. Alle Unsicherheiten und Ängste auf die RP zurückzuführen, wäre aber fatal. Was die Berufswahl betrifft, so schränkt uns die RP mit ihrer unsicheren Prognose sehr in unseren Möglichkeiten ein. In Zeiten der Massenarbeitslosigkeit können aber auch nichtbehinderte Jugendliche ihre Berufswahl oft nicht frei treffen, sondern müssen z. B. die Lehrstelle nehmen, derer sie gerade habhaft werden können. Es schützt vor mancher Sackgasse, sich immer wieder vor Augen zu halten, daß wir nicht nur RP-Patienten und durch die Augenerkrankung geprägt sind. Alle Lebensprobleme auf die Behinderung zurückzuführen mag verlockend sein, hilft uns aber nicht bei der Suche nach geeigneten Lösungen und kann unser Gefühl, „eben anders zu sein als die anderen", verstärken.

Zum anderen ist mir bewußt, daß wir als Sehbehinderte, Erblindende oder Blinde mit vielerlei praktischen Schwierigkeiten, die ich hier kaum aufzählen muß, zu kämpfen haben. Diese alltäglichen Kämpfe, diese immerwährende Suche nach neuen, nötig gewordenen Lösungen für alltägliche praktische Probleme binden sehr viel Kraft und Aufmerksamkeit, bringen sicher das eine oder andere Erfolgserlebnis, immer wieder aber auch Frustrationen mit sich. So sind wir ganz gut ausgelastet, und oft bleibt für das Seelenleben mit seinen Gefühlen, Phantasien und Verarbeitungsprozessen wenig Zeit und Energie. So mag sich der eine oder die andere vielleicht wundern, worüber ich denn hier eigentlich schreibe. Mir fällt in diesem Zusammenhang eine Filmszene aus dem Woody-Allen-Film „Hannah und ihre Schwestern" ein: Woody Allen (fest überzeugt, an einem Hirntumor erkrankt zu sein) steht mit seinem Vater in der Küche, der sich vergeblich bemüht, eine Konservendose zu öffnen. Woody Allen fragt ihn, ob er glaube, daß es ein Leben nach dem Tod gebe. Der Vater, reichlich entnervt, antwortet (sinngemäß): „Woher soll ich wissen, ob es ein Leben nach dem Tod gibt? Ich weiß ja nicht mal, wie der Dosenöffner funktioniert." Diese Szene blieb mir in Erinnerung, da sie mir aus der Seele sprach, denn viele Male in meinem Leben habe ich mich genauso gefühlt wie Woody Allens Vater in dem Film. Ich habe aber auch die Erfahrung gemacht, daß ich die Kraft für den täglichen Kleinkrieg nur dann aufbringe, wenn ich mich trotzdem der seelischen Verarbeitung und den tieferliegenden Fragen stelle und liebevoll zuwende.

Gleiches gilt, glaube ich, für den Umgang mit den zunehmenden Bedrohungen durch die Demontage des Sozialstaats, die Entsolidarisierung der Gesellschaft und die Zunahme rechtsextremer Gewalt. Die Frage: „Wozu denn Innenschau angesichts der immer massiveren Bedrohung von außen?" ist zwar berechtigt, übersieht aber, daß wir Kraft, Zivilcourage und Widerstandspotential nur aus einem Selbstbewußtsein schöpfen können, welches Resultat einer tiefgehenden und ehrlichen Auseinandersetzung mit uns selbst und unserer Behinderung ist.

RP und Persönlichkeitsentwicklung

Nachdem ich bisher hauptsächlich über Schwierigkeiten gesprochen habe (was, hoffe ich, für den Leser/die Leserin nicht nur entmutigend, sondern vielleicht auch entlastend war), möchte ich zum Schluß meines Aufsatzes auf ein erfreulicheres Thema zu sprechen kommen, nämlich auf mögliche positive Entwicklungschancen, die die bewußte Auseinandersetzung mit der Behinderung mit sich bringen kann. Lenkte ich in diesem Aufsatz bislang die Aufmerksamkeit auf die Verarbeitung von Verlusten, will ich mich nun mit möglichem Zugewinn befassen. Dies geschieht nicht in der Absicht, über Schmerzliches hinwegzutrösten oder zu beschwichtigen, sondern aus der Erfahrung heraus, daß die Behinderung uns zu Lernprozessen herausfordert, die uns in unserer persönlichen Entwicklung weiterbringen können, und zwar weit über das hinaus, was wir gemeinhin als „Bewältigung der Behinderung" bezeichnen. Diese Sichtweise hat auch mit meiner Überzeugung zu tun, daß wir unseren nichtbehinderten Mitmenschen nicht einfach als Defizitwesen gegenüberstehen, sondern ihnen eine Menge zu sagen haben. Eine Gesellschaft, die Behinderte ausgrenzt und das, was wir zu sagen haben, nicht hören will, ist eine im Kern kranke Gesellschaft.

In Übereinstimmung mit KLEE möchte ich zunächst den Begriff „Integration", der ja in aller Munde ist, kritisch hinterfragen: Wird im Rahmen von Festreden davon gesprochen, Behinderte sollten in die Gesellschaft integriert werden, so meint dies in der Regel, daß wir Behinderte uns den Normen und Werten der Nichtbehinderten anpassen – oder sagen wir ruhig: unterwerfen – sollen. Daß wir viele solcher Normen (z. B. im Bereich von Leistung und Konkurrenz) gar nicht erfüllen können, bringt uns in Konflikte und gefährdet unsere Position in der Gesellschaft. Allerdings können wir dies zum Anlaß nehmen, diese Normen (die ja auch Nichtbehinderten nicht unbedingt gut tun) in Frage zu stellen. Gerade das Nichterfüllenkönnen gesellschaftlicher Normen kann kreative Entwicklungsprozesse in Gang setzen und uns auf diese Weise,

so seltsam das klingen mag, einen gewissen Vorteil gegenüber Nichtbehinderten verschaffen, die weit eher in Gefahr
sind, als „Rädchen im Getriebe" vorgegebene Normen fraglos zu akzeptieren. Anstatt fremdbestimmten und von uns
ohnehin unerfüllbaren Anforderungen und Bewertungen
hinterherzuhecheln, können wir uns auch entscheiden, gemeinsam mit dafür offenen Nichtbehinderten über eine huma-
nere Gesellschaft nachzudenken und im Rahmen unserer
Möglichkeiten am Aufbau eines menschenwürdigeren Zu-
sammenlebens zu arbeiten – und sei es nur in der eigenen
Schulklasse, der eigenen Dorfgemeinschaft oder unserer
Selbsthilfevereinigung. Ein gesunder und geglückter Umgang mit RP und ihren Folgen hat dann auch etwas mit der
Veränderung von Werten und mit solidarischem Handeln zu
tun.

Das mag nach sehr weit gespannten Visionen klingen, läßt
sich aber durchaus auch konkreter fassen und beschreiben.
Hierzu möchte ich in diesem Schlußabsatz einige Gedanken
äußern in dem Wissen, daß diese subjektiv und unvollstän-
dig bleiben müssen. Dem Leser sei es überlassen, sie mit der
eigenen Lebenserfahrung zu vergleichen und selbst Ände-
rungen oder Ergänzungen vorzunehmen.

Mit positiver Wertveränderung meine ich nicht, der ehrlichen Auseinandersetzung mit der Erkrankung und ihren Folgen auszuweichen, indem man sich Ideologien zurechtlegt,
die trösten oder beschwichtigen sollen, etwa im Sinne von:
„Die Trauben, die ich nicht bekommen kann, sind mir zu
sauer". Gelegentlich begegnen mir in Büchern, Broschüren
und Filmen geradezu absurde Versuche, Blindheit als „die
einzig wahre Daseinsform" zu beschönigen: So berührte mich
in einer Publikation eines Selbsthilfeverbandes die Artikel-
überschrift: „Vom Glück, blind zu sein" höchst eigenartig –
da muß sich doch, scheint mir, jeder Sehende, der dies liest,
wie ein unerleuchteter Trottel vorkommen. Der Autor Th.

CARROLL, selbst Theologe, bezeichnet z. B. eine bestimm-
te Form der (Pseudo-)Religiosität, die in erster Linie der
Schmerzvermeidung dienen soll, als „kosmisches Aspirin".
Echte, tiefgreifende und seelisches Wachstum fördernde
Wertveränderungen sind also keineswegs Ersatz, sondern
Ergebnis durchlebter und durchfühlter Verarbeitung.

Doch nun einige konkrete Beispiele dafür, was ich mir unter
positiven Wertveränderungen vorstelle:

– In dem Maße, wie die fortschreitende Sehbehinderung uns
mit vielen Einschränkungen konfrontiert, und wir nicht mehr
wahllos alles Beliebige tun können, und für das, was uns
bleibt, oft mehr Zeit und Aufwand benötigen, sind wir gezwungen, auszuwählen und zu entscheiden, was uns wirklich wichtig und was eher nebensächlich ist. Die Konzentration auf Wesentliches, an sich Aufgabe des Menschen
überhaupt, kann uns helfen, bewußter und intensiver zu
leben, statt uns z. B. in der Multimedia-Welt von allem und
jedem berieseln und zudröhnen zu lassen.

– Wir leben in einer Zeit rasenden Tempos. Jede Arbeit wird
bis an die Grenzen des Möglichen rationalisiert. Autos
werden schneller und schneller, Zeit wird immer knapper.
Wer zur Rush-hour (das kommt ja schon von „beeilen") in
der Stadt unterwegs ist, kann sich über das Gerenne der
Menschen nur wundern. Der „ultimative Kick" wird im Geschwindigkeitsrausch gesucht, nicht selten unter Lebens-
gefahr. Uns RP-Betroffene zwingt unsere Behinderung,
langsamer zu werden, was wir oft genug lästig und nervtö-
tend finden. Wer aber den wunderbaren Roman „Die
Entdeckung der Langsamkeit" von NADOLNY gelesen hat,
weiß, wie aus der Langsamkeit völlig andere und wertvolle
Fähigkeiten erwachsen können. Betrachten wir die rapide
Zunahme von Streßkrankheiten in unserer Gesellschaft,
kann man sagen, daß es auch unseren nichtbehinderten
Mitmenschen gut täte, in ihrem Hasten innezuhalten und

sich mehr Muße zum Betrachten, Nachdenken und Spüren zu gönnen. Die Freude an Geschwindigkeit muß darüber nicht verlorengehen, doch können sich die Maßstäbe (wieder) verändern: Nach jahrelangem Herumstochern mit dem Langstock erlebe ich immer wieder einen lustvollen Geschwindigkeitsrausch, wenn ich mit meinem Blindenführhund flott ausschreiten kann. Da nimmt es mich dann zuweilen schon wunder, daß manch anderer für dieses Erlebnis ein Motorrad mit 250 km/h braucht.

– Selbst wenn wir uns als Sehbehinderte oder Blinde um maximal mögliche Selbständigkeit bemühen, werden wir immer wieder auf fremde Hilfe angewiesen sein – und sei es nur, daß wir im Supermarkt nach einem bestimmten Produkt fragen oder uns im Gasthaus die Speisekarte vorlesen lassen müssen. Daß dies manchmal lästig und unangenehm sein kann, liegt auf der Hand. Andererseits sehe ich gerade in Zeiten zunehmender Vereinzelung und Isolation (denken wir nur an so eigenartige Buchtitel wie: „Hilf dir selbst, sonst hilft dir keiner") die Fähigkeit, sich an andere zu wenden und um Hilfe zu bitten, als wichtiges Merkmal sozialer Kompetenz an. Dies betrifft nicht nur einfache Alltagssituationen wie die erwähnten, sondern auch eine tieferliegende innere Haltung, mit der ich mir zugestehe und erlaube, mich anderen zuwenden und im Kontakt geben und nehmen zu dürfen, statt die Illusion zu schüren, mit allem und jedem allein zurechtkommen zu können (oder zu müssen) – eine Illusion, die einsam macht und scheitern muß.

– Wir leben in einer Zeit immer härter und gnadenloser werdenden Leistungs- und Konkurrenzkampfes. Was zählt ist der Profit (für wenige), die Aktienkurse steigen und steigen um den Preis von Lebensbedingungen, die Mensch und Natur immer mehr verachten und zerstören. In einem zum Wirtschaftsstandort degradierten Land zählt der einzelne mit seinem Schicksal nicht mehr allzu viel. Wir Behinderte bekommen dies ebenso wie Kinder, Rentner und andere Gruppen, die keine finanzstarke Lobby haben, als erste und am schärfsten zu spüren. Deshalb sind gerade wir dazu aufgerufen, über die Zerstörung unserer Lebensgrundlagen nachzudenken und nach Wegen der Umkehr zu suchen, wenn es denn solche gibt. Seinen Wert als Mensch nicht allein von Leistung und Effektivität abhängig zu machen, sondern das Leben selbst mit all seinen Begrenzungen als Wert zu betrachten, verändert die Haltung zu sich selbst, zu anderen und zur bedrohten Umwelt in einer Weise, der bei weitem nicht nur wir Behinderte dringend bedürfen. Indem wir uns aus unserer besonderen Situation heraus mit solchen Fragen auseinandersetzen, können wir uns, so meine weitestreichende Zukunftsvision, mit anderen gesellschaftskritischen Kräften solidarisch zusammentun und wichtige Denk- und Veränderungsimpulse geben. Ob und was im Globalisierungszeitalter damit erreichbar ist, kann ich nicht ermessen. Eines wenigstens glaube ich zumindest sagen zu können: Indem wir uns klarmachen, daß wir als Behinderte in dieser gefährdeten Welt eine wichtige Botschaft zu vermitteln haben, wandeln wir uns selbst von „Defizitwesen" (die man gnädigerweise integrieren, sprich anpassen, oder in mageren Zeiten beliebig ausgrenzen kann) zu selbstbewußten, mündigen Bürgerinnen und Bürgern.

Diese – naturgemäß unvollständige – Aufzählung möge genügen, um zu illustrieren, was ich meine, wenn ich in der Auseinandersetzung mit RP und ihren Folgen neben der Verarbeitung von Verlusten auch Entwicklungschancen in Richtung auf ein selbstbestimmtes Leben sehe. Ich möchte jede(n) ermutigen, selbst auf Entdeckungsreise zu gehen und sich dafür zu öffnen, was sich auf dieser Reise so alles finden läßt.

Schlußwort

Als ich an diesem Aufsatz arbeitete, suchte ich nach einem abschließenden Satz, der alles Gesagte zusammenfassen und abrunden könnte – sozusagen eine Art Quintessenz, die jede(r) getrost nach Hause tragen könnte. Doch nun besteht mein Schlußwort darin, zuzugeben, einen solchen (weisen?) Satz nicht gefunden zu haben. Vielleicht besteht das Kennzeichnende (Beunruhigende oder Tröstliche?) unserer Situation gerade darin, daß es keinen abschließenden Satz gibt. In meinem Leben sind mir gelegentlich Menschen begegnet, die – möglicherweise in redlicher Absicht – versuchten, mich mit einem „abschließenden Satz" zu sättigen und so der Spannung des Widerspruchs und der Unabgeschlossenheit ausweichen wollten. Nachdem ich solche gut gemeinten Versuche nie als wohltuend, sondern weit eher als ein Abspeisen und Sich-vom-Halse-Halten erlebte, beschließe ich nun, meine Leser mit ähnlichen Beschwichtigungsversuchen zu verschonen. Statt dessen mag ich zum Schluß lieber Mut machen, sich den Widersprüchen zu stellen und hoffe, meine Gedanken konnten einige Anstöße zur Selbstauseinandersetzung geben, sowie zum Gespräch, das allein helfen kann, Sprachlosigkeit zu überwinden.

Literatur

CARROLL, Th.: Blindness. What it is, What it does and How to Live with it. (Boston 1961)

FOGELBERG, T.: Bevor es dunkel wird. (Zürich 1995)

GLOFKE, E.M.: Sehgeschädigte Menschen zwischen Stigma und Selbstwerdung. (Koblenz 1983)

GOFFMAN, E.: Stigma. Über Techniken der Bewältigung beschädigter Identität. (Frankfurt 1967)

HERBST, H. R.: Behinderte zwischen Stigma und Bildung. (Erlangen 1981)

HULL, J. M.: Im Dunkeln sehen. Erfahrungen eines Blinden. (München 1995)

JANSEN, G. W.: Die Einstellung der Gesellschaft zu Körperbehinderten. Eine psychologische Analyse zwischenmenschlicher Beziehungen aufgrund empirischer Untersuchungen. (Neuburgweier 1972)

KLEE, E.: Behindert. (Frankfurt 1980)

KRÄHENBÜHL, P.: Der Blinde in gemischten sozialen Situationen. (Rheinstetten 1977)

LÜBKE, N.: „Die Krankheit ist nur ein Teil meines Lebens." Krankheitsbewältigung in Selbsthilfegruppen. (Frankfurt 1995)

LUSSEYRAN, J.: Das wiedergefundene Licht. Die Autobiographie eines Menschen, den seine Blindheit sehen lehrte. (Frankfurt/M. 1981)

NADOLNY, S.: Die Entdeckung der Langsamkeit. (München 1983)

RICHTER, H.-E.: Der Gotteskomplex. (Hamburg 1979)

Mein Kind hat Retinitis pigmentosa

Unwissenschaftliche Anmerkungen für Eltern

Wolfgang P. Rehmert

[Vorbemerkung: Wenn nachfolgend von „RP", also Retinitis pigmentosa die Rede ist, so steht dies lediglich stellvertretend für degenerative Netzhauterkrankungen.]

Die Problematik, ein Kind mit RP in der Familie zu haben, findet sich in der wissenschaftlichen Literatur nach meiner Kenntnis nicht. Dieser Artikel basiert auf Hinweisen von KollegInnen und meinen in der psychotherapeutischen Praxis gewonnenen Erfahrungen. Außerdem bin ich selbst sehgeschädigter Vater zweier Söhne im Alter von 21 und 15 Jahren, die – soweit heute ersichtlich – nicht von RP betroffen sind, aber doch sein könnten.

Es gibt verschiedene familiäre Konstellationen, in denen ein oder mehrere Kinder RP bekommen können. Ein oder beide Elternteile sind sehbehindert oder die Geschwister der Eltern. Manchmal gibt es nur Erinnerungen an Groß- oder Urgroßeltern mit einer ungeklärtern Sehschwäche. Vielleicht war aber auch bisher in der Familie von RP nichts bekannt.

Der Kinderwunsch von Paaren, bei denen einer der beiden Partner RP-betroffenen ist und die Kinder mit hoher Wahrscheinlichkeit auch sehbehindert werden, ist eine eigene Problematik, die einen besonderen Artikel wert wäre. Ich gehe jedenfalls davon aus, daß sich diese Eltern vorher Gedanken über die Frage „Kind – ja oder nein?" gemacht und ihre ganz persönliche Antwort mit der daraus resultierenden Verantwortung gefunden haben.

Bei mir persönlich war es so, daß ich die Diagnose „RP" erst gestellt bekam, als beide Kinder schon geboren waren. Ich war damals Mitte Dreißig, hatte bis dahin natürlich schon Symptome wie Nachtblindheit und ein eingeschränktes Gesichtsfeld, konnte aber zum Beispiel noch lesen und konnte meine Sehschwäche aus eigener Kenntnis keinem Krankheitsbild zuordnen. Auch die Augenärzte, die ich bis dahin aufgesucht hatte, schwiegen sich aus.

Ich stelle mir also vor:

Bei den Eltern oder in ihren Familien ist über RP nichts bekannt. Nach einer Untersuchung durch den Augenarzt, beispielsweise wegen Nachtblindheit, häufigem Stolpern oder Stoßen des Kindes an Dingen, die es eigentlich sehen können müßte, wird den Eltern erklärt, ihr 13- bis15jähriges Kind (eine Altersgruppe, in der RP häufig manifest wird) habe RP. Der Arzt erklärt kurz, es handele sich um eine fortschreitende Netzhautzerstörung von außen nach innen, die zur Blindheit führen könne. Über den Zeitraum bis dahin ließe sich keine Prognose stellen; eine Behandlungsmöglichkeit gebe es zur Zeit nicht.

Vielleicht werden die Eltern andere Augenärzte aufsuchen, ihr Kind in verschiedenen Augenkliniken untersuchen lassen, nach Behandlungs- oder Operationsmöglichkeiten fragen und keine Antwort bekommen. Immer heißt es: „Ihr Kind hat RP, da kann man zur Zeit nichts machen – vielleicht in Zukunft ..., die Medizin macht heute schnelle Fortschritte...". Vielleicht werden die Eltern „alternative" Heilmethoden ausprobieren, Homöopathie etwa oder Akupunktur, aber eine nachweisbare Besserung kann der Arzt nicht feststellen. Zudem verläuft RP oft in Schüben, d. h., nach einiger Zeit gleichbleibender Sehfähigkeit – das können Monate, aber auch Jahre sein – verschlechtert sich das Sehvermögen deutlich. Ein scheinbarer Stillstand der Erkrankung kann deshalb nicht eindeutig einer bestimmten Therapie zugeordnet werden.

Welche Probleme haben die Eltern in dieser Situation? Was könnte ich ihnen in einer Beratung sagen?

Ich beschränke mich in diesem Fall zunächst auf zwei Problembereiche, einen „äußeren" und einen „inneren", die mir für die Eltern sehbehinderter Kinder wichtig zu sein scheinen.

Die Diagnose, daß das Kind sehbehindert ist beziehungsweise sein wird, ruft bei vielen Eltern Angst und Verunsicherung hervor. Allein das Wort „behindert" ist sehr negativ besetzt und aktualisiert die unter Umständen vorhandenen Vorurteile gegenüber Behinderten, die jetzt auf das eigene Kind gerichtet werden können. Die Eltern werden außerdem ein großes Informationsdefizit bezüglich Freizeit, Schule und Beruf feststellen. Es bedarf kompetenter Gesprächspartner, die in Selbsthilfegruppen oder den Blinden- und Sehbehindertenverbänden sicher zu finden sein werden. In ihnen gibt es Eltern, die in der gleichen Lage sind und mit denen ein fruchtbarer Austausch stattfinden kann.

Vor allem ist vor Überreaktionen zu warnen, denn RP nimmt oft einen eher langsamen Verlauf. Nachdem ich zwar als Jugendlicher typische RP-Auffälligkeiten hatte, konnte ich doch ohne Einschränkungen weiter die Schule besuchen, das Abitur machen und studieren.

Daß sich über den zu erwartenden Verlauf der RP keine eindeutigen Prognosen machen lassen, ist eine große Belastung und die drohende Verschlimmerung der Krankheit kann das ganze Leben überschatten. Den schlimmst möglichen Fall jedoch zur Grundlage aller Zukunftserwartungen zu machen, wäre aber ein Fehler.

Einige Berufe scheiden zwar aufgrund der Sehschädigung von vornherein aus. In den letzten Jahren haben sich aber die

Hilfsmittel erheblich verbessert und den Sehbehinderten viele Berufe zugänglich gemacht, die längst nicht mehr zum Bereich der sogenannten „Blindenberufe" gehören.

Wichtig ist mir zu betonen, die Kinder nicht aus übergroßer Angst von allen Aktivitäten wie Fahrradfahren, Ausgehen, Klassenfahrten usw. auszuschließen. Grundsätzlich gilt: Was der Selbständigkeit nützt, ist zu fördern. Überbehütung kann diesem Ziel nur schaden. Auch normalsichtige Kinder holen sich Schrammen und Beulen.

Der zweite Problembereich, den ich oben den „inneren" genannt habe, ist weit schwieriger anzugehen als der „äußere", da er auf den ersten Blick nicht so leicht rationalisierbar und somit rationaler Argumentation schwerer zugänglich ist.

Der innere Konflikt kulminiert in Fragen der Eltern wie: „Haben wir etwas falsch gemacht?" „Kann die Krankheit in der Schwangerschaft entstanden sein?" „Hätten wir sie verhindern können?"

Die Eltern (oder einer von beiden) bringen mit diesen Fragen zunächst unspezifische Schuldgefühle zum Ausdruck.

Zwei Ebenen kommen hier häufig vor:

Manche Eltern halten es für möglich, daß die RP das Ergebnis vermuteten Fehlverhaltens der Mutter ist, die während der Schwangerschaft geraucht oder nicht völlig alkoholabstinent gelebt hat. Da sie sich nun diesbezüglich verantwortlich fühlt, wird dieser Verdacht nicht offen ausgesprochen. Das zeigt sich in Beratungsgesprächen darin, daß dieses Thema spät, gelegentlich erst während der zweiten oder dritten Sitzung, angesprochen wird.

Dabei wäre es so leicht, diese Befürchtung zu beseitigen. Der richtige Ansprechpartner ist hier der Arzt, der erklären wird, daß Nikotin- und/oder Alkoholmißbrauch (der ja meistens gar nicht vorliegt) ganz andere Wirkungen auf Ungeborene hat. Sprechen Sie also solche oder andere Vermutungen, die den Verlauf der Schwangerschaft betreffen, ruhig aus. Es ist der einzige Weg, sich von kompetenter Seite Klarheit zu verschaffen und sich so eine große Last von der Seele zu nehmen.

Sie werden merken: Schon allein das Aussprechen Ihrer Gedanken bringt Ihnen Erleichterung.

Ein weiterer Aspekt der inneren Problematik geht noch wesentlich tiefer. RP ist eine Erbkrankheit, d. h., es handelt sich um einen genetischen Defekt, der von den Eltern auf das Kind übertragen wird, aber auch (seltener) spontan entstehen kann.

In früheren Zeiten wurde das Auftreten solcher degenerativer, genetisch vererbter Krankheiten als Zeichen der Natur bewertet, daß eine Familie zum Aussterben bestimmt sei (siehe Gussek in diesem Band). In der Zeit des deutschen Nazi-Faschismus fand diese Ideologie ihren fanatischen Höhepunkt, der zu Zwangssterilisationen oder der Einweisung in die staatliche Tötungsmaschinerie führte.

Auch wenn die Bundesrepublik Deutschland weit entfernt von dieser Ideologie ist, sollten wir bedenken, daß sie keine Erfindung des Hitlerismus ist, sondern schon lange vor ihm bestand, und es deshalb nicht verwunderlich ist, daß sich Reste dieses Denkens immer noch finden lassen. Behinderungen wurden und werden als „Strafe Gottes" oder als ein von einer höheren Macht verfügtes „Schicksal" empfunden. Da Strafe Schuld voraussetzt, entsteht die Frage, bei wem diese zu suchen sei.

Biologistisches Denken („Die Natur hat eine Familie zum Aussterben bestimmt", siehe Gussek in diesem Band) ist natürlich ebenso grotesk.

Soweit die archäologische Forschung zurückreicht, finden sich immer wieder Anhaltspunkte dafür, daß selbst in altsteinzeitlichen Gruppen ein krankes oder behindertes Mitglied nicht ausgestoßen oder sonst seinem Schicksal überlassen wurde. Soziales Handeln statt Ausgrenzung stand im Vordergrund, ausgelöst durch die Erfahrung, daß die Gruppe die wichtigste Voraussetzung für das Überleben in einer grundsätzlich menschenfeindlichen Umwelt war. Die Einsicht, daß, wer für andere sorgt, für sich selber sorgt (in der Sozialversicherung nennen wir das heute „Generationenvertrag"), kannten schon unsere ältesten Vorfahren. Sollten wir das vergessen haben?

Ich fasse zusammen

Wenn Eltern ein Kind mit RP bekommen, stellt sich die Schuldfrage nicht. Weder hat sich die Mutter während der Schwangerschaft falsch verhalten, noch ist die Krankeit ein „Urteil der Natur". Man muß nicht religiös sein, um zu erkennen, daß der Wert eines Menschen sich nicht nach dem Maßstab irgendeiner Arbeits- oder sonstigen Leistung mißt, sondern in sich selbst besteht.

Es ist aber auch genauso klar, daß Blinde und Sehbehinderte heute zeigen, daß sie sehr wohl auch im Hinblick auf die Arbeitswelt zu erheblichen Leistungen fähig sind und ein allseitig erfülltes Leben führen können.

Zum Schluß komme ich nun zur Hauptperson: dem Kind.

Wie mag Ihre Tochter oder Ihr Sohn diese Situation erleben?

Ihr Kind wird sicher merken, daß es sich nicht um irgendeine „normale" Krankheit handelt, die kommt und wieder verschwindet. Es merkt, daß etwas geschieht, das das Leben verändert und wohl auch schon verändert hat. Sie als Eltern werden sich verändert haben, seit Sie die Diagnose gehört haben und vielleicht einige Therapieversuche unternommn haben.

Unsicherheit prägt zunächst den Umgang miteinander.

Was das Kind aber jetzt dringend braucht, ist ein sicheres Fundament, auf dem es seinen Weg fortsetzen kann. Kinder und Jugendliche sind sehr flexibel und lernfähig. Sie werden umso erfolgreicher in der Bewältigung ihrer Lebenssituation, je mehr Rückhalt sie in ihrer Familie haben.

Dieses Fundament kann nur die Liebe sein, die Sie Ihrem Kind geben.

Die Art Liebe, die Ihr Kind jetzt braucht, zeigt sich in vier Verhaltensweisen, die Sie lernen und durch achtsamen Umgang trainieren können:

1. Mitgefühl

Durch Gespräche mit anderen Eltern, mit erwachsenen RP-Betroffenen, mit Therapeuten und anderen „Fachleuten" können sie erfahren, welche Hilfe nötig und möglich ist, was das Kind hemmt und was es fördert.

Mitgefühl bedeutet in diesem Zusammenhang, nicht nur helfen zu wollen, sondern helfen zu können. Sie können sich auch selbst fragen: Was würde ich in dieser oder jener Situation als Hilfe oder wenigstens als Erleichterung empfinden? Was würde mich kränken?

2. Nachsicht

Sie werden merken, daß Ihr Kind längst nicht all die guten Ratschläge, die Sie ihm geben, beherzigen wird. Das wird Sie aufregen, ärgern oder wütend machen. Das ist in Ordnung. Aber hinterher, wenn Sie innerlich wieder zur Ruhe gekommen sind, stellen Sie sich einmal vor Ihrem inneren Auge Ihren Sohn oder Ihre Tochter vor. Sagen Sie sich, daß dies der Mensch ist, dem Sie helfen wollen, mit der Behinderung umzugehen, auch wenn es Sie viel Mühe kostet und Schwierigkeiten mit sich bringt. Vielleicht denken Sie auch einmal an die Auseinandersetzungen, die Sie selber mit Ihren eigenen Eltern hatten. Wenn Sie sich erinnern, haben Sie auch nicht alles von Ihren Eltern angenommen und manchmal später trotzdem gemerkt, daß sie recht hatten.

Sagen Sie dann einfach innerlich zu Ihrem Kind, daß Ihnen Ihre Wut leid tut und daß Sie zukünftig versuchen wollen, daß es nicht wieder dazu kommt. Sie werden sehen, daß solche Situationen dann tatsächlich seltener vorkommen.

3. Freude

In einer Beziehung, in der wenig oder gar nicht gelacht wird, stimmt etwas nicht.

Nehmen Sie manche Situationen mit Humor, und lachen Sie gemeinsam mit Ihrem Kind, wenn ihm wegen seiner Sehbehinderung etwas Unangenehmes oder Peinliches passiert ist. Und zeigen Sie Ihre Freude, wenn Ihr Kind Fortschritte bei der Bewältigung seiner Krankheit macht.

4. Gleichmut

Gleichmut darf nicht mit Gleichgültigkeit verwechselt werden. Es ist Ihnen nicht gleichgültig und soll Ihnen nicht gleichgültig sein, was Ihr Kind macht oder wie es sich entwickelt. Ein fehlerfreier Mensch ist bisher noch nicht geboren worden. Aber zeigen Sie Ihrem Kind, daß es nichts an Ihrer Zuwendung ändert oder Ihre Liebe schmälert, wenn es Fehler macht oder seine Entwicklung in einem mühevollen Stadium steckt.

Mit diesem „Trainingsprogramm" für Eltern möchte ich Ihnen einige praktische Hilfen gegeben haben. Noch so nützliche Tips sollen jedoch nicht darüber hinwegtäuschen: Selbst wenn Eltern mit ihrem RP-betroffenen Kind hervorragend umgehen, wird es immer wieder einmal in eine Krise geraten und zum Beispiel weinend aus der Schule kommen, weil es von den Klassenkameraden wegen seines schlechten Sehens gehänselt wurde.

Auch können massive Zukunftsängste auftreten. Sie sind für die Eltern manchmal so unerträglich, daß sie nicht in der Familie ausgesprochen werden (können).

Dann entsteht gelegentlich eine Verkehrung der Rollen (s. Glofke-Schulz in diesem Band), und das Kind beschwichtigt die Eltern, statt von ihnen getröstet zu werden.

Die Eltern sollten die oft chaotischen Gefühle des Kindes anerkennen und weder sich selbst noch das Kind beschwichtigen. Dieses spürt sehr genau, daß das ohnehin nicht möglich ist. Vielmehr geht es darum, Gefühle gemeinsam zu ertragen. Das setzt voraus, daß die Eltern ihre eigenen Gefühle und Probleme, die sie möglicherweise mit der Behinderung ihres Kindes haben, unabhängig vom Kind klären – möglicherweise mit der Hilfe eines Therapeuten.

Nachbemerkung

Im Untertitel habe ich diesen Beitrag „unwissenschaftlich" genannt. Damit meine ich, daß meine Gedanken keinen Anspruch auf Vollständigkeit oder Allgemeingültigkeit erheben. Stattdessen – und das würde mich freuen – sollten Sie sie als Anstöße zum Nach-, Mit- oder Andersdenken lesen. So, wie Ihr Kind wächst und sich verändert, könnten auch Sie mitwachsen und sich verändern. Möge dies ein Prozeß sein, in dem sich die Energie Ihrer Fürsorglichkeit in Freude und Glück auf beiden Seiten verwandelt.

Über die Konstruktion von Wirklichkeiten bei Usher-Betroffenen

Hans-Jürgen Krug

1. Einleitung

Die Welt, die wir wahrnehmen, ist ein Konstrukt, da schon scheinbar ganz elementare Empfindungen auf vielfältige Weise gefiltert, verarbeitet und auf diese Weise geradezu erzeugt werden. Die Erläuterungen zu den aktuellen Retina-Implant-Projekten haben uns gezeigt, daß etwa die vom gesunden Auge wahrgenommene Qualität einer Farbe, die doch ganz simpel der Wellenlänge des farbigen Lichtes zu entsprechen scheint, tatsächlich von einem Verbund mehrerer Photorezeptoren der Netzhaut erst „errechnet" werden muß. Die Rezeptoren für mechanische, akustische, optische und chemische Reize übermitteln uns keine Sinnesqualitäten, sondern schlicht digitale Impulsfolgen, aus denen erst später „Bedeutungen" wie Farbe, Geruch, Geschmack abgeleitet werden. Um dies zu demonstrieren, gibt es zahlreiche Experimente zu optischen, akustischen oder Geschmackstäuschungen, die auf der bewußten Verwirrung der sonst unverfälschten Rezeptionsbahnen beruhen.

Daß wir unsere Wirklichkeit konstruieren, läßt sich heute neurobiologisch und auf dem Felde der Psychologie längst bis ins Detail nachweisen. Grundlagen dazu legte die Psychophysik des 19. Jahrhunderts. Hier sind so bekannte Namen wie Ernst Heinrich WEBER, Theodor FECHNER, Ewald HERING oder Ernst MACH zu nennen. Ihre Arbeiten legten

die Grundlage für den modernen biologisch oder physika-
lisch-kybernetisch motivierten Konstruktivismus, der sich den
Phänomenen der individuellen Wahrnehmung widmet (MA-
TURANA 1982, v. FOERSTER 1985).

Sein Gegenstück ist der soziologische Konstruktivismus,
der sich mit der gesellschaftlichen Generierung unserer
sozialen Wirklichkeit befaßt (BERGER, LUCKMANN 1969).
Die soziale Wirklichkeit, auf die wir uns einlassen, ist ihm zufolge eine Vereinbarung, über die sich die Mitglieder einer Gesellschaft durch Kommunikation oder auch stillschweigend
verständigen, um den reibungslosen Ablauf des gesellschaftlichen Lebens zu gewährleisten. Ein erstes Beispiel ist die
Annahme einer für alle und überall gültigen, linear fließenden
Zeit, die wir akzeptieren, auch wenn sie unserem individuellen Zeitempfinden widerspricht. Physikalisch beweisen läßt
sich diese lineare und homogene Zeit jedoch nicht (KRUG,
POHLMANN 1997).

Lange vor der Entstehung des heutigen Konstruktivismus
hat sich der Biologe Jakob von UEXKÜLL mit den verschiedenen Lebenswelten von Tieren und Menschen befaßt, die
aus ihren unterschiedlichen und spezifischen Wahrnehmungen und Aktionen resultieren (v. UEXKÜLL, KRISZAT 1956, v.
UEXKÜLL 1936). Als Credo heißt es bei ihm an einer Stelle:

„Wie die [Land]karte, so ist auch die gesamte konventio-
nelle Welt eine gedankliche Konstruktion, deren vereinfachtes Abbild sie darstellt. Es ist nichts als eine Denkbequem-
lichkeit, von der Existenz einer einzigen objektiven Welt aus-
zugehen, die man möglichst seiner eigenen Umwelt angleicht
und die man nach allen Seiten räumlich und zeitlich erweitert
hat. Die individuellen Abweichungen vom konventionellen
Weltbilde, die man bei seinen Mitmenschen feststellt, werden
aus ihren Denkfehlern und Sinnestäuschungen erklärt. Dabei
bildet nur allzu leicht die eigene Persönlichkeit das Maß aller
Menschen und Dinge." (v. UEXKÜLL 1936, S. 17 f.).

Hier kündigt sich schon das Spannungsfeld zwischen der technischen Notwendigkeit einer mehrheitlich akzeptierten gesellschaftlichen Wirklichkeit auf der einen Seite und dem Bestreben nach Autonomie und Individuation, der Entdeckung individueller Wirklichkeiten und Erfahrungen auf der anderen Seite an.

Die Einteilung der Gesellschaft in Behinderte und Nichtbehinderte folgt einem sehr groben Raster, denn auch die Welt der Behinderten ist in sich ebenso stark differenziert wie jede andere denkbare Welt. Die unterschiedlichen Arten der Behinderungen produzieren sichtbare und unsichtbare Grenzen nicht nur zu den Nichtbehinderten, sondern auch zwischen den Behinderten. Es ist eine weitverbreitete Legende, daß durch die Tatsache der Behinderung allein schon Solidarität unter den verschiedenen Behinderten untereinander entstünde.

Im folgenden soll auf die von den Usher-Betroffenen, einer speziellen Gruppe unter den Sehbehinderten, erlebten wie konstruierten Wirklichkeiten eingegangen werden: Beim Usher-Syndrom tritt zu der schon im frühen Kindesalter vorhandenen Gehörlosigkeit oder Schwerhörigkeit etwa im dritten Lebensjahrzehnt noch die Netzhautdegeneration RP (GUEST 1998). Man differenziert diese Gruppe in Usher-I-Betroffene als von Geburt an Gehörlose, in Usher-II-Betroffene mit in früher Kindheit einsetzender Schwerhörigkeit, und schließlich in Usher-III-Patienten, deren Gehör sich im Laufe des Lebens bis zur Gehörlosigkeit verschlechtert. Zu den durch die Hörbehinderung schon immer vorhandenen psychischen Problemen tritt nun die der schleichenden Erblindung. Wahrscheinlich entwickeln sich dann auch qualitativ anders strukturierte Wahrnehmungshorizonte als bei „nur" Hör- oder Sehbehinderten. Schon die Differenzierung der Hörbehinderten in Schwerhörige und Gehörlose weist auf ein qualitativ anderes Sozialverhalten selbst bei sonst gleicher Augenerkrankung hin.

2. Die Wahrnehmung der Umwelt
   mit der Sehbehinderung

Wahrnehmung und Konstruktion unserer Umwelt sind wesentlich an den Faktor Zeit gebunden. Beim sensorisch gesunden Menschen laufen diese Vorgänge derartig schnell ab, daß die Umwelt wie gespiegelt erscheint, so wie die mathematische Lösung eines Problems sich meist scheinbar von selbst, und nicht erst als Ende eines zuweilen schwierigen Lösungsverfahrens, ergibt. Die visuelle Wahrnehmung baut sich beim Gesunden in wenigen Millisekunden auf, akustische Reize werden noch schneller verarbeitet.

Ist unser sensorischer Apparat durch Krankheit oder Behinderung gestört, können wir erleben, wie sich das innere Bild von unserer Umwelt erst allmählich aufbaut. Am Ende ist dieses Bild nicht weniger vollständig als bei einer scheinbar identischen Spiegelung; sein Aufbau nimmt aber wesentlich mehr Zeit in Anspruch. Bei schnell wechselnden Situationen wird dies natürlich zu einem Problem. Ein solches für unsere empirischen Belange vollständiges Bild kann aber qualitativ auch ganz anders strukturiert sein als bei sensorisch gesunden Menschen. Johann Gottfried HERDER (1989) verdanken wir folgenden Bericht:

„Ich fragte eine Blindgeborene, welcher Tisch, welches Gefäß ihr lieber sei, das eckige oder runde? Sie antwortete, das runde, denn dies sei sanft und wohl zu fassen, und am runden Tisch stoße man sich nicht. Vielleicht ist dies alles, was über die Linie der Schönheit so simpel gesagt werden kann. Warum ein runder Arm, eine schlanke Taille ihr wohlgefiele? ‚Weil sie gesund, rege und leicht ist.' Gespenst stellte sie sich als einen kalten Hauch vor, der sie verfolge, und Lieblichkeit suchte sie in schöner, fester Stimme, Zutraulichkeit, gefälligem Duft und sanfter Wärme; gerade wie Saunderson und andere Beispiele. Ich reichte ihr eine Statue, sie kannte und nannte jeden Teil und fand ihn gut; als sie ans Kleid kam, stutzte sie und wußte nicht, was es sei, denn es war die erste Statue, die sie faßte." (HERDER 1989, S. 59 [9])

Im Gegensatz zu Blindgeborenen haben an RP oder Usher-Erkrankte aus früheren Lebensjahren noch eine Erinnerung an die Bilderwelt der voll Sehenden. Bei ihnen wurde die Sehbahn, die die später zunehmend eingeschränkte oder fast ausfallende visuelle Information kanalisiert und strukturiert, noch ausgebildet. Der fortschreitende Sehverlust wird wegen dieser Erinnerung ständig als Defizit empfunden, während diese Differenz vom Blindgeborenen nicht erlebt wird.

Die auf einen Tunnelblick reduzierte Sicht der RPler erlaubt das Erkennen kleiner Bildausschnitte. Einzelne Buchstaben können erkannt werden, und bei fortgesetztem Üben bleibt das flüssige Lesen von Texten noch lange möglich. Die so vermittelte Illusion, noch „alles" sehen zu können, bricht jedoch schlagartig zusammen, wenn der Blick vom Buch erhoben wird. Ist die Umgebung nicht durch die Erinnerung vertraut, muß sie mit dem Tunnelblick wie bei der digitalen Bilderkennung punktweise abgescannt werden. So baut sich nach einer gewissen Zeit doch noch ein vollständiges Bild der Umgebung im Kopf des RP-Kranken auf. Beim gesunden Auge wird der kleine Ausfall des „blinden Fleckes" gar nicht wahrgenommen, da der Sehapparat diese fehlende Stelle automatisch ergänzt. Auch größere Gesichtsfeldausfälle (Skotome) können bei einer unerkannten RP lange kompensiert werden, bis oftmals erst ein Unfall das Ausmaß der eingetretenen Sehschädigung offenbart. Das durch den Tunnelblick eingeschränkte Gesichtsfeld erzeugt zudem häufig die Illusion, daß die ganze Wirklichkeit aus diesem kleinen, unmittelbar sinnlich erfaßten Bereich besteht. Außerhalb dieses kleinen Sehwinkels von oft nur noch drei bis fünf Grad „ist" dann vermeintlich nichts mehr.

Das Verfahren, die Umwelt aus einzelnen Punkten zusammenzusetzen, wird natürlich bei sich schnell ändernden Situationen zum dauernden Problem, dem zum Teil durch entsprechend langsame Bewegungsabläufe begegnet werden kann. Walter BENJAMIN schilderte einst den Typus des Flaneurs, der sich in den Pariser Passagen des 19. Jahrhunderts von einer Schildkröte an der Leine führen ließ. Wer sich genügend Zeit läßt und nur seinem eigenen Rhythmus folgt, kann aber auch mit einem kleinen Sehrest erstaunliche Entdeckungen machen. Es ist beindruckend, was man auch mit eingeschränkter Sehfähigkeit alles von seiner Umgebung noch wahrnehmen kann. Auch visuelle Eindrücke können akkumuliert werden, so wie sich ein See auch bei einem kleinen Zufluß allmählich füllt. Hilfreich ist auch ein trainiertes Gefühl für die Muskelspannungen des eigenen Körpers, dazu die ganzheitliche Wahrnehmung des Raumes durch akustische Eindrücke, die der „Augenmensch" oftmals ausblendet, die aber auch den Usher-Betroffenen verlorengehen. Oftmals genügt auch ein Luftzug aus einer bestimmten Richtung, ein vertrauter Geruch oder die Wärme eines Zimmers, um die verlorene Orientierung wiederzugewinnen.

Wer mit dem Langstock umzugehen gelernt hat, weiß, daß man sehr viel Vorwissen über die räumliche Ordnung seiner Umgebung mitbringen muß, um ihn einsetzen zu können. Die Wege müssen im Kopf sein, so wie Toscanini seine Partituren auswendig wußte. Denn die tastenden und sichernden Bewegungen des Stockes ergeben eher eine Bestätigung des schon Erwarteten als die Erschließung vollkommenen Neulands.

Die räumliche Struktur der Umgebung zeigt sich Sehbehinderten und damit speziell den Usher-Betroffenen in ertastbaren Merkmalen wie der Kante des Gehsteigs, der Änderung des Bodenbelags, dem Geländer an Treppen oder Brücken. Auch akustische Leitlinien, wie der plötzlich stärker hörbare Straßenlärm, wenn man etwa den Schallkanal einer Nebenstraße oder einer Tordurchfahrt erreicht, helfen bei der Orientierung. Wie beim Entziffern einer fast ausgelöschten alten Handschrift baut sich die Umgebung aus taktilen und akustischen Informationen auf, die noch wenige Jahre zuvor mit einem Blick erfaßt werden konnte. Aus dem Untergrund, wie aus den Grundmauern einer versunkenen Stadt wird hier eine Struktur konstruiert, die von dem Sehenden gar nicht wahrgenommen wird, weil sie von anderen Bedeutungsschichten überdeckt wird.

Der RPlern und Usher-Betroffenen oft lange verbleibende Tunnelblick birgt neben dem fraglos vorhandenen Defizit auch eine Dimension, die der voll Sehende nicht besitzt: Der Blick wird stärker auf einen Punkt, auf eine Richtung konzentriert, ohne von dem seitlichen Geschehen abgelenkt zu werden. Die Kapuzen der kuttentragenden Mönche und die Hauben der Nonnen haben beide eben diese Funktion, den nach vorn zu richtenden Blick von allen weltlichen Einflüssen weitgehend abzuschirmen. Der eingeschränkte Blick kann auch ungeahnte Verbindungen, Sichtachsen eröffnen. Die Gestalter von Landschaftsgärten legen sogenannte Sichtachsen an, um den Blick auf Gebäude oder Plastiken nur an bestimmten Punkten freizugeben; außerhalb dieser Achsen ist die Sicht von Bäumen und Buschwerk verdeckt. Im Ilmpark zu Weimar gibt es verschiedene solcher Achsen, von denen einige schon im 18. Jahrhundert angelegt worden sind. Die wohl bekannteste verbindet das Goethesche Gartenhaus mit dem Römischen Haus des Herzogs Karl August. Auch in der Malerei finden sich Beispiele, wo der Blick auf eine Landschaft durch ein Fenster verengt und damit konzentriert wird.

3. Die Wahrnehmung der Umwelt mit der Hörbehinderung

Man nimmt gewöhnlich an, daß Blinde vollkommen im Dunkeln stünden und daß Sehbehinderte im Grunde fast normal, nur eben alles etwas dunkler oder trüber sähen oder nur besonders starke Brillengläser brauchen. Gehörlosigkeit und Schwerhörigkeit, die bei Usher-Betroffenen zuerst auftreten, werden oft ebenso pauschal beurteilt. Gehörlosigkeit wird dann mit vollkommener Stille identifiziert, ohne jede mögliche Sensitivität für Rhythmus und Vibrationen. Die Schwerhörigkeit wird in ähnlicher Weise als bloß lineare Verminderung des Hörvermögens betrachtet, der schon einfach durch lautes Sprechen ins Ohr begegnet werden kann. In allen Fällen werden die qualitativen Besonderheiten jeder Hör- oder Sehschädigung verkannt, die ihrerseits zu von außen kaum einzuschätzenden spezifischen Formen der Wahrnehmung führen.

Ein viel zitiertes Beispiel für solche Verkennungen ist der mit seinem Tunnelblick noch Zeitung lesende Blinde, der deshalb als Simulant verschrien wird. Der an Makuladegeneration Erkrankte hingegen kann keine Schrift mehr lesen, sich aber völlig problemlos im Raum orientieren. Unter den Hörbehinderten kann ein Innenohrgeschädigter in lärmiger Umgebung auch mit oder gerade wegen der Hörgeräte praktisch nichts mehr verstehen, während er mit diesen Hörgeräten in der Stille zur Überraschung aller scheinbar das Gras wachsen hören kann.

Die genetisch bedingte Gehörlosigkeit oder Schwerhörigkeit bei Usher-Betroffenen beruhen auf Innenohrschädigungen. Sie müssen außerdem den Verlust des Gleichgewichtsorgans durch eine bewußte Schulung der Lageempfindung des Körpers kompensieren. Die Grenzen zwischen Gehörlosigkeit und hochgradiger Innenohrschwerhörigkeit sind fließend, und es ist oft nur von den Zufällen der Biographie abhängig, ob ein junger Mensch aus diesem Grenzbereich in die Welt der Gehörlosen mit frühzeitiger Ausbildung der Gebärdensprache integriert wird oder sich, ausgestattet mit den jeweils besten Hörgeräten, der Welt der Hörenden und Sprechenden anschließt. Bei der vor allem in Finnland anzutreffenden Gruppe der Usher-III-Betroffenen verschlechtert sich zudem das Gehör im Laufe der Jahre allmählich bis zur völligen Ertaubung. Ein Merkmal für die Klassifizierung der Usher-II-Betroffenen ist hingegen der glückliche Umstand, daß nach dem in früher Kindheit einmal eingetretenen Hörverlust das Restgehör über Jahrzehnte nahezu unverändert bleibt.

Zu den qualitativen Besonderheiten einer Innenohrschwerhörigkeit gehören – im Gegensatz zur linear dämpfenden Schallleitungsschwerhörigkeit – zuerst die gravierende Anhebung der Empfindlichkeitsschwelle besonders bei höheren Frequenzen, dann der sogenannte Lautheitsausgleich sowie die Absenkung der Schmerzgrenze für laute Töne. Durch die Anhebung der Empfindlichkeitsschwelle in Verbindung mit der Absenkung der Schmerzschwelle (nicht etwa Anhebung, wie man meinen könnte!) kommt es gerade im Bereich der Sprachfrequenzen zu einer starken Einschränkung des verfügbaren Dynamikbereiches. Durch den sogenannten „Lautheitsausgleich" wird ein Ton, dessen Intensität die Hörschwelle knapp überschreitet, genauso laut wahrgenommen wie vom Gesunden.

Leise Töne werden von Usher-II-Betroffenen nicht gehört. Sie kennen nur den abrupten Übergang von der Stille zu lauten Tönen, die mit zunehmender Lautstärke schnell als schmerzhaft empfunden werden. Es gibt eine Analogie zum RP-bedingten Restsehvermögen des Usher-Betroffenen: In der Dämmerung oder bei intimer Beleuchtung sieht er praktisch nichts mehr, in einem schmalen Bereich größerer Helligkeit ist der Seheindruck gerade, während er bei stärkerem Licht schon geblendet wird. Eine weitere Parallele zwischen der Hör- und Sehbehinderung besteht in dem an Innenohrschwerhörigkeit oft gekoppelten Tinnitus, dem Auftreten von Ohrgeräuschen wie Rauschen, Klingeln oder gar Glockentönen, die heute als Phantomempfindungen des verlorenen Gehörs interpretiert werden, und dem bei RP im Dunkeln auftretenden Gefühl, einen in Wirklichkeit gar nicht vorhandenen Lichtschein zu „sehen".

Die Hörbehinderung hat auf Grund der verminderten Kommunikation – denn nicht nur das Hören, sondern auch das kontrollierte Sprechen ist eingeschränkt – in erster Linie soziale Konsequenzen, die zur Abgrenzung, Isolation, aber eben auch zur Bildung neuer sozialer Gruppen führen können, in denen man sich über eine gemeinsam empfundene oder konstruierte soziale Wirklichkeit verständigen kann. Aber auch die Abmessung des physikalischen Raumes ist bei Hörbehinderten eine andere als bei normal Hörenden. Der Biologe Jakob von UEXKÜLL hat darauf hingewiesen, daß der von den Augen unmittelbar erfaßte Raum nur einen Radius von etwa zwölf Metern umfaßt (v. UEXKÜLL, KRISZAT 1956). Die Position von Gegenständen innerhalb dieses Radius können wir durch die Akkomodation unserer Augen exakt bestimmen, während jeder außerhalb dieses Radius liegende Gegenstand auch bei völlig entspannten Augen nicht scharf gesehen werden kann. Noch bei Kindern wirken alle Gegenstände außerhalb dieses Radius wie an eine Glaskugel geklebt; erst der Erwachsene vereinnahmt auch den dahinterliegenden Raum durch Abstraktion. Bei guthörenden Menschen ist innerhalb dieses Radius auch eine ungehinderte auditive Kommunikation möglich, so daß die Dimensionen des sinnlichen Sehraumes und des Hörraumes etwa zusammenfallen. Bei Hörgeschädigten schrumpft dieser „Hörraum" jedoch in vielen Situationen auf sehr kurze Distanzen zusammen. In geräuschbelasteten Situationen, und das kann schon ein lärmiges Büro oder ein Café sein, ist ein Gespräch selbst mit Hörgeräten nur über ein bis zwei Meter Entfernung möglich. Nur innerhalb dieser kurzen Distanz ist dann auch menschliche Nähe auditiv vermittelbar. Jede größere Entfernung wird unendlich groß; es ist dann gleich, ob jemand aus nur fünf Metern oder aus einer weit größeren Entfernung zu einem spricht.

Gehörlose, die die Gebärdensprache beherrschen, empfinden diese Einengung des Raumes hingegen nicht, da sie sich über weit größere Distanzen verständigen können als selbst gut Hörende. Lärm stört sie nicht, auch besteht keine Gefahr, von der hörenden Majorität „abgehört" zu werden. Der größere Abstand zueinander ist auch notwendig, damit die zum Teil ausladenden Gebärden bei dem eingeengten Gesichtsfeld der Usher-I-Betroffenen noch vollständig erkannt werden können.

Jede Wahrnehmung, jedes Verstehen von Sprache ist letztlich eine Konstruktion – so wie man aus den taktilen Informationen des Langstocks den Verlauf einer Straße rekonstruiert. In einer ähnlichen Situation sind Hörbehinderte, die sich bemühen, etwas von der Lautsprache zu verstehen. Man muß sich vor Augen halten, daß bei stärkeren Hörschädigungen von jedem Satz nur einzelne Wörter, und selbst diese oft nur bruchstückhaft oder falsch verstanden werden. Aus diesen Fragmenten muß der Hörbehinderte dann den Sinn des Gesprochenen konstruieren. Eine Unterstützung bietet das Ablesen vom Mund, das die fehlende Information oft gerade noch ergänzt. Ein oft unterschätzter Faktor ist die Gewöhnung an den Sprachrhythmus des Partners und vor allem das Hineinfinden in dessen Denkstrukturen. Ist dies gelungen, können viele Gedanken „erahnt" (antizipiert) werden, was das Sprachverständnis wesentlich erleichtert. Die bekannten Denkstrukturen des Partners sind wie der in der Erinnerung vorhandene Verlauf der Straße, der mit dem Langstock nur noch bestätigt werden muß.

Sprache und Musik haben für den vollsinnigen Menschen viele Bedeutungsebenen, die aber nie gleichermaßen intensiv aufgenommen werden können. So zeigt die Musikgeschichte, daß der Rhythmus neben Harmonie und Melodie lange Zeit praktisch keine eigenständige Funktion besaß. Gehörlose und Hörbehinderte können ein besonders intensives Rhythmusempfinden entwickeln, da die Melodie in Musik und Sprache naturgemäß ausgeblendet ist. Der Verlust der Melodie ist hier insofern kein Verlust, da durch die Konzentration auf den Rhythmus dieser in einer Intensität erlebt und auch produziert werden kann, die so sonst nicht erreicht wird. Neben dem Rhythmus der Musik kann so auch der Rhythmus literarischer Texte entdeckt werden, denn wer erkennt spontan die eisenharten Perioden der „Wolokolamsker Chaussee" oder gar den Walzer in einem Gedicht?

4. Die soziale Konstruktion der Wirklichkeit bei Usher-Betroffenen

Neben der eben geschilderten unterschiedlichen Wahrnehmung und Konstruktion der näheren Umwelt folgt aus der durch die Behinderung veränderten sozialen Stellung auch eine andere soziale oder gesellschaftliche Wirklichkeit der Usher-Betroffenen. Hier gibt es neben der Differenz zu den rein Sehbehinderten stärkere Unterschiede zwischen Usher-I- und Usher-II-Betroffenen als man auf den ersten Blick glauben mag.

Eine gemeinsame Sprache ist seit jeher eine identitätsstiftende Klammer der Völker und Kulturen. In kolonialen Zeiten wird die Sprache eines unterdrückten Volkes von diesem sorgsam im Untergrund gehütet, während umgekehrt die Auslöschung der nationalen Sprache zum Instrumentarium des Eroberers gehört. Eine Sprache mit für Außenstehende nicht gleich erkennbaren Facetten und Idiomen ist notwendig, um sich über eine gemeinsam erlebte und geteilte Wirklichkeit differenziert zu verständigen. Seit etwa 1770 hat sich in Frankreich eine weltweit gültige Gebärdensprache mit eigenem Vokabular und eigener Grammatik entwickelt (SACKS

1990, LANE 1990). Sie steht den Lautsprachen in nichts nach und wird oft nur deshalb unterschätzt, weil die Gehörlosen in den schriftlich fixierten Lautsprachen keine direkte Entsprechung der eigenen Gebärdensprachen finden und sich demzufolge dort nur vergleichsweise unvollkommen ausdrücken können.

Wächst ein gehörloses Kind in einer Gemeinschaft von Gehörlosen auf, erlernt es die Gebärdensprache als Muttersprache und kann sie lebenslang mit einer Selbstverständlichkeit und einem Formenreichtum gebrauchen, wie sie später Ertaubte, deren Denkstrukturen durch die Lautsprache geformt sind, nicht mehr erlernen können (SACKS 1990, LANE 1990). Gehörlos Geborene empfinden das Nicht-hören-Können oft nicht einmal als Defizit, da sie auditive Eindrücke nie wahrgenommen haben. In gleicher Weise können auch vollsinnige Menschen etwa die Radioaktivität, die biologisch durchaus relevant ist, nur mit besonderen Meßgeräten wahrnehmen. Niemand würde jedoch den nicht vorhandenen „sechsten Sinn" für radioaktive Strahlung als schmerzliche Lücke empfinden.

Ein Mensch, der in einer Gemeinschaft von Gehörlosen heranwuchs, bleibt ihr lebenslang verbunden, auch wenn er später zusätzlich an der Netzhautdegeneration RP erkrankt. Die schleichende Erblindung führt ihn keineswegs automatisch in die ihrerseits geschlossene Welt der Blinden, die sich ja auf einem ganz anderen Ufer, in der Welt der Hörenden befindet. Eher wird der Gehörlose Taktiken entwickeln, Gebärden noch mit sich verengendem Gesichtsfeld zu erkennen. Auch gibt es Formen der Kommunikation, die zwischen den Gebärden und dem taktilen Handalphabet, dem Lormen, liegen (PALMER, LATHINEN 1994). Selbsthilfegruppen für Usher-I-Betroffene werden sich folgerichtig innerhalb der Gehörlosenverbände bilden, in denen sie zu Hause sind. Die zeitige soziale Erfahrung des Unterschiedes zwischen der

Welt der Hörenden „da draußen" und der heimischen Welt der Gehörlosen mit eigenen Festen und kulturellen Erlebnissen bleibt prägend für das ganze Leben.

Schwerhörige und auch die zunehmende Zahl der Menschen, die mit einem Cochlear-Implant von der Gehörlosigkeit „befreit" wurden, sitzen hingegen zwischen allen Stühlen, da sie selbst und verstärkt durch die modernen Hörgeräte den Hörverlust ständig als Verlust empfinden. Die Entwicklung eines Selbstwertgefühles, des sicheren In-sich-selbst-und-in-der-Welt-Ruhens verläuft bei ihnen viel langsamer als bei den Gehörlosen oder Vollblinden. Die Diagnose RP ereilt den Usher-II-Betroffenen meist dann, wenn er als Schwerhöriger seinen Platz in der Welt der Hörenden glaubt, doch noch gefunden zu haben. Mit etwa Mitte Dreißig hat er seinen Platz im Beruf gefunden, eine Familie gegründet und auch seine kommunikativen Fähigkeiten durch Anpassung an moderne Hörgeräte, Absehübungen und logopädisches Training laufend verbessert. Nun trifft diesen ein Leben lang visuell orientiertern Menschen noch die Erblindung, die er fortan zu bewältigen hat.

Das, was oft als „Bewältigung" einer Behinderung (Coping) bezeichnet wird, ist jedoch eher eine fortlaufende Anpassung an sich verschlechternde äußere Bedingungen, die aber auch zur Entwicklung neuer Fähigkeiten führt und neue Horizonte eröffnet. Auch scheinbare Umbrüche in der Evolution haben sich in Wirklichkeit über Zeiträume von vielen tausend Jahren vollzogen, die natürlich an geologischen Dimensionen gemessen verschwinden (KRUG, POHLMANN 1997). Da die RP bei Usher-Betroffenen allgemein langsam voranschreitet, ist auch die Zeit vorhanden, sich auf sie nicht nur im technischen Sinne einzustellen, sondern auch über neue Wertvorstellungen nachzudenken.

Der Lebenshorizont des Hörbehinderten hat nicht frühzeitig so feste Konturen wie der des Gehörlosen, der weiß, daß er nicht zur Welt der Hörenden gehört – und auch nicht gehören will. Der Hörbehinderte will aber zu ihr gehören. Sein lebenslanges Bemühen macht sein Leben anstrengend, denn Hören und Sprechen verlangen ihm eine ständige Konzentrationsleistung ab. Ihm geht es wie der Meernixe aus dem bekannten Märchen, die nur unter Schmerzen den Tanzsaal auf menschlichen Füßen betreten konnte. Er ist in der Welt der Hörenden nur zu Gast, so wie er später als RPler in der Welt der guthörenden Blinden ein Gast ist. Er sitzt sein Leben lang zwischen allen Stühlen. Das ursprüngliche und prägende Diaspora-Erlebnis ist aber in jedem Falle die Hörbehinderung und nicht die später einsetzende Sehbehinderung.

Die Lautsprache bleibt für ihn ein pragmatisches Transportmittel für Informationen und kann von ihm nie als eine natürliche, zwanglose Lebensäußerung begriffen werden. Deshalb kommt es bei dem Hörbehinderten zu einer starken Bindung an die Schriftsprache, deren formale Reinheit ihn aber auch vor der Übernahme des umgangssprachlichen Jargons bewahrt. Gesprochenes und Geschriebenes wird von ihm für bare Münze genommen, da er Ironie oder Witz nicht immer erfaßt.

Ähnlich wie die Gehörlosen entwickeln auch die Schwerhörigen durch den gemeinsamen Besuch der Schwerhörigenschule, oft mit angeschlossenem Internat, ein Gemeinschaftsgefühl. Sie gehören zu der Welt „hier drinnen", die durch die unsichtbaren Barrieren des Sprechens und des Hörens von der Welt „da draußen" abgegrenzt ist. Diese innere Gemeinschaft wird wie eine eigene Kultur ständig neu geschaffen. In der Sprache der Theorie wird dies von Humberto MATURANA so ausgedrückt:

„Kulturelle Verschiedenheit besteht nicht nur darin, dieselbe objektive Realität in verschiedener Weise zu bearbeiten, sondern in völlig gleichberechtigten, aber unterschiedlichen kognitiven Bereichen. Kulturell unterschiedliche Menschen leben in unterschiedlichen kognitiven Wirklichkeiten, die eben dadurch, daß sie in diesen leben, in rekursiver Weise ausgebildet werden." (MATURANA 1982, S. 308)

Die damit gleichfalls konstruierte „Außenwelt" wird natürlich nicht ängstlich gemieden, sondern ist im Gegenteil sogar das Kampffeld, in dem man sich mit großem Ehrgeiz bewähren will. Und hier liegt gerade das Problem, wenn hörbehinderte junge Menschen versuchen, mit großem Energieaufwand den Wertmaßstäben der Außenwelt zu entsprechen, ohne dabei an die Ausbildung eigener Maßstäbe zu denken. Persönliche Autonomie auch in Wertvorstellungen erwirbt man oft erst nach der gescheiterten Nachahmung völliger Normalität.

Autonomie ist eine Grundeigenschaft des Lebendigen, die sich bis in den sozialen Bereich fortsetzt (MATURANA 1982, v. FOERSTER 1985). Sie bedeutet, sich strukturell und funktionell so zu organisieren, wie es den Zwecken der eigenen Identität und Selbsterhaltung entspricht. Autonomie des einzelnen Menschen steht immer im Widerspruch zu dem gleichzeitig vorhandenen Bedürfnis, sich einer schützenden Gemeinschaft anzuschließen; und auch ein Selbsthilfeverband muß seine Gruppenautonomie gegenüber dem Nivellierungsdruck der modernen Industriegesellschaft verteidigen. Bei Hörbehinderten hat man oft den Eindruck, daß sie mit immer besseren technischen Hilfsmitteln diesem sozialen wie kulturellen Nivellierungsdruck noch entgegenkommen. Nichtbehinderte Menschen werden auf Grund ihrer vergleichsweise höheren Flexibilität lebenslang keine Veranlassung haben, dem Normenkatalog der heutigen „Marketing-Gesellschaft" zu entfliehen. In der, bildlich gesprochen, einmal im Leben übernommenen „Schlangenhaut" läßt es sich ja oft komfortabel leben. Der Usher-Betroffene hingegen wird und kann diese Flexibilität nicht lebenslang aufbringen und wird so zu mehreren identitätsstiftenden „Häutungsvor-gängen" gezwungen. Es ist deshalb nicht hilfreich, Usher-Betroffene, die aus eigenem Entschluß zurückgezogen le-ben, von außen in die sinnentleerte Geschäftigkeit des bür-gerlichen Lebens zurückzuführen. Das deutlich sichtbare Tragen eines Hörgerätes oder der Gebrauch des Langstock-es werden zunächst als stigmatisierend empfunden, aber später als Zeichen einer selbstgewählten Autonomie aus-gestellt.

Der italienische Schriftsteller Dino BUZZATI hat einmal anhand eines jungen Adligen, der in eine Leprastation einge-wiesen wird, diesen Wertewandel beim Übergang von der Welt der Gesunden in die der Kranken geschildert. Der Adli-ge will mit aller Macht des Glaubens wieder „gesund" werden, um in seine vertraute Welt des Reichtums und des Luxus zu-rückkehren zu können. Diese seltene Heilung glückt tatsäch-lich, doch um den Preis, daß er seine frühere Welt nicht mehr begehrenswert findet. Am Ende wählt er die Leprastation als seine neue Heimat. Sein väterlicher Freund schließt die Er-zählung:

> „Du bist geheilt, aber du bist nicht mehr derselbe wie vorher. Von Tag zu Tag, während die Gnade in dir wirk-sam wurde, verlorst du den Geschmack am Leben, ohne es selbst zu wissen. Du wurdest gesund, doch die Dinge, um derentwillen du gesund werden wolltest, wurden allmählich wesenlos, wurden zu Gespenstern, zu Strandgut auf dem Meer der Jahre." (BUZZATI 1987)

Literatur

BERGER, P. I.; LUCKMANN, T.: Die gesellschaftliche Kon-struktion der Wirklichkeit. (Frankfurt a.M. 1969)

BUZZATI, D.: Der Mann, der gesund werden wollte. In: Die Mauern der Stadt Anagoor. (Leipzig 1987) von FOERSTER, H.: Sicht und Einsicht. Beiträge zu einer operativen Erkenntnistheorie. (Braunschweig, Wiesbaden 1985)

GUEST, M.: Das Usher-Syndrom. Eine Hör- und Sehbehinderung (dt. von Christina Fasser). Pro Retina Sonderdruck Nr. 109. (Aachen 1998) Zu den medizinischen und psychosozialen Problemen des Usher-Syndroms vgl. auch die Proceedings der zweijährlich stattfindenden Treffen der European Usher Syndrome Study Group (EUSSG): GUEST, Mary (Ed.): 7th EUSSG in Potsdam, July 1993, Proceedings. London 1993; GUEST, Mary (Ed.): 8th EUSSG in Dronninglund (Denmark), May 1995, Proceedings. London 1995; ONCE (Ed.): 9th EUSSG in Madrid, July 1997, Proceedings. (Madrid 1997)

HERDER, J. G.: Plastik. Einige Wahrnehmungen über Form und Gestalt aus Pygmalions bildendem Traume. Zit. nach: Die Brücke. Jahrbuch des Blinden- und Sehschwachenverbandes der DDR. (Berlin 1989)

KRUG, H.-J.; POHLMANN, L. (Hrsg.): Evolution und Irreversibilität. (Selbstorganisation. Jahrbuch für Komplexität in den Natur- Sozial- und Geisteswissenschaften, Band 8, Berlin 1997)

LANE, H.: Mit der Seele hören. (1. am. Aufl. 1984. München 1990)

MACH, E.: Die Analyse der Empfindungen und das Verhältnis des Physischen zum Psychischen. (Neudruck der 9. Auflage von 1922, Darmstadt 1991)

MATURANA, H.: Erkennen: Die Organisation und Verkörperung von Wirklichkeit. (Braunschweig, Wiesbaden 1982)

PALMER, R.; LAHTINEN, R.: Kommunikation mit Usher-Betroffenen. In: RP-Aktuell, No. 51, Jg. 17 (I/1994), S. 26-28; No. 52, (II/1994), S. 19-22.

SACKS, O.: Stumme Stimmen. Reise in die Welt der Gehörlosen. (1. am. Aufl. 1989. Hamburg 1990)

von UEXKÜLL, J.; KRISZAT, G.: Streifzüge durch die Umwelten von Tieren und Menschen. (1. Aufl. 1934, Hamburg 1956)
von UEXKÜLL, J.: Niegeschaute Welten. Die Umwelten meiner Freunde. (Berlin 1936)

Es sei hier erwähnt, daß der Begriff der individuellen Umwelt (Environment) seit einiger Zeit speziell auch bei der Arbeit mit Taubblinden verwendet wird. Vgl. hierzu das dem Thema „Environment" gewidmete Heft von DbI-Review, The Magazine of Deafblind International, No. 22 (July – December 1998).

Sehbehinderung und Erblindung im höheren Lebensalter

Karl Matthias Schäfer

Nach den jüngsten veröffentlichten Zahlen aus Bayern sind von 17.556 erblindeten Menschen 12.334 über 60 Jahre alt (SEUSS 1998).

Die Dunkelziffer dürfte sehr hoch sein, denn das Auftreten schwerer Sehbeeinträchtigungen im höheren Lebensalter wird oft als dem „normalen" Alterungsprozeß zugehörig angesehen. Durch Unkenntnis von Ärzten, Angehörigen und Pflegepersonal werden die Betroffenen und ihre Angehörigen oft nicht über mögliche Hilfen informiert.

Während Rehabilitationsangebote z. B. für Schlaganfallpatienten nahezu selbstverständlich sind, fehlt für entsprechende Angebote für im Alter erblindete Menschen die finanzielle Grundlage.

Außerhalb Bayerns gibt es kaum flächendeckende Beratungs- und Trainingsangebote.

Alter und Altern

In der Gerontologie werden Menschen ab dem 60. oder ab dem 65. Lebensjahr als alte Menschen angesehen. Bei DOLSEN (1992) werden ältere Menschen in die folgenden Gruppen eingeteilt:

1. Die Menschen der älteren mittleren Jahre (50 bis 64 Jahre):
Diese Gruppe ist zumeist gesund, hat ihr eigenes Zuhause und regelt die eigenen Angelegenheiten selbst. Stehen die

Angehörigen dieser Gruppe noch im Berufsleben, so befinden sie sich gerade auf der höchsten Stufe ihres Einkommens. Die Kinder verlassen das Haus und die Eltern müssen ihre Rolle innerhalb der Familie neu definieren und ihre Aktivitäten entsprechend verändern. Diese Altersgruppe hat, besonders zu Beginn des sechsten Lebensjahrzehnts, oft zwei Aufgaben zu bewältigen: Zum einen haben die Eltern noch die Verantwortung für die zu Hause lebenden Kinder, zum anderen müssen sie nicht selten die eigenen Eltern pflegen.

2. Die jungen Alten (65 bis 74 Jahre):
Von ihnen wird der Alterungsprozeß häufig als eine Serie von Verlusten wahrgenommen. Als Verluste von Einkommen, von gleichaltrigen und älteren Angehörigen und Freunden, von Einschränkungen in der Mobilität und im Sehen und Hören, als Verlust der körperlichen Leistungsfähigkeit und als Einschränkung in der persönlichen Unabhängigkeit.

3. Die alten Alten (74 Jahre und älter):
Die Menschen dieser Altersgruppe sind am häufigsten von chronischen Erkrankungen betroffen und haben Probleme, sich den zunehmenden Einschränkungen anzupassen.

Diese Kategorien sollen lediglich als Richtwerte dienen und verdeutlichen, daß die Gruppe, die wir pauschal „alte Menschen" nennen, eine sehr heterogene Gruppe mit sehr verschiedenen Ausgangsvoraussetzungen für die Bewältigung von Einschränkungen ist. Außerdem erstreckt sich die Gruppe der alten Menschen über mehr als vier Lebensjahrzehnte, was schon alleine zu sehr differenzierten Biographien beiträgt.
Im höheren Lebensalter verlieren die Organe oder Teile der Organe die Fähigkeit, auf die Anforderungen der Umwelt zu reagieren. Die Fähigkeit des Körpers, mit dem Streß, dem der Einzelne ständig ausgesetzt ist, fertig zu werden, sinkt. Der

alternde Mensch durchläuft also einen fortschreitenden Prozeß, in dessen Verlauf die physiologische Anpassungs-fähigkeit des Einzelnen an seine Umwelt ständig abnimmt und somit auch die Bewältigung eintretender Einschränkungen erschwert wird.

Bewältigung und mögliche Einflußfaktoren

Die meisten stark sehbeeinträchtigten Menschen werden in einer Lebensphase mit der Sehschädigung konfrontiert, in der die Kompensation durch die anderen Sinne nicht mehr so flexibel und in dem Maße möglich ist, wie bei geburts- bzw. jugendblinden Menschen.

Zusätzliche gesundheitliche Beeinträchtigungen, wie Einschränkung des Tastsinnes durch lebenslange schwere Arbeit, altersbedingte Hörbeeinträchtigungen etc. führen zu erheblichen Einschränkungen im Alltag und erschweren die Anpassung an die Erfordernisse einer Sehbeeinträchtigung. Neben weiteren möglichen körperlichen oder Sinneseinschränkungen verursacht auch das soziale Umfeld der Betroffenen durch Diskriminierung und Unwissen zusätzliche Probleme.

Die Betroffenen werden oft als völlig hilflos oder unzurechnungsfähig angesehen und dementsprechend auch behandelt. Dinge werden für sie und über ihren Kopf hinweg entschieden und für sie erledigt. Sie werden völlig aus der Verantwortung für sich und ihre Familie entlassen. Kaum jemand bringt die Geduld und Zeit für die präzisen Beschreibungen auf, die Blinde und Sehbehinderte brauchen, um sich in ihrer Umwelt zurechtzufinden. Geht die sehgeschädigte Person beispielsweise in Begleitung zum Arzt oder einkaufen, wird oft anstatt des Betroffenen die Begleitperson angesprochen:

„Welche Kleidergröße hat sie?"

„Wann hat er die Beschwerden zum erstenmal gehabt?"

„Will sie sich setzen?"

Derart diskriminierendes Verhalten macht selbst vor Eintritt der Behinderung sehr lebenslustige und zugängliche Menschen plötzlich mürrisch, verschlossen oder auch aggressiv.

Wie ältere sehgeschädigte Menschen den Verlauf ihrer Sehschädigung und die hierdurch entstehenden Probleme bewältigen, ist von verschiedenen Bedingungsfaktoren abhängig:
– den jeweiligen Krankheitssymptomen des Auges;
– dem Vorhandensein weiterer Beeinträchtigungen;
– dem Erblindungsmodus;
– der Gesamtkonstitution;
– der Flexibilität;
– dem Selbstbewußtsein des einzelnen;
– dem Alter;
– dem Verständnis und der Akzeptanz des sozialen Umfelds;
– nicht zuletzt dem eigenen Verständnis von Behinderung.
(vgl. MERTE, FRIEDRICH, HAHMANN 1995, S.580f.)

Aufgrund der beschriebenen Einflußfaktoren sollte bei der Unterstützung älterer Menschen zwischen der objektiven und der subjektiven Sehfähigkeit unterschieden werden. Objektive Sehfähigkeit bezeichnet das medizinisch diagnostizierbare Sehvermögen. Subjektive Sehfähigkeit bezieht sich auf das, was der Betroffene aufgrund der oben beschriebenen Einflußfaktoren durch geschickte Ausnutzung seines Restsehvermögens unter Einbeziehung der verbliebenen Sinne mit seinem Sehrest noch anfangen kann (Schweizerischer Zentralverein für Blinde 1994, S.11). Daher haben die medizinischen und gesetzlichen Definitionen von Blindheit und Sehbehinderung in der alltäglichen Arbeit mit älteren sehgeschädigten Menschen nur zweitrangige Bedeutung, weil diese weniger als jüngere Menschen in der Lage sind, ihre Einschränkung durch die Zuhilfenahme der verbleibenden Sinne zu kompensieren.

Ein in der Öffentlichkeit wenig bekanntes Problem für Neuerblindete kann das Auftreten von „Phantombildern" darstellen. Hierbei handelt es sich um Bilder von Menschen oder Gegenständen, die plötzlich vor dem geistigen Auge entstehen. Menschen, die aufgrund blindheitsbedingter Isolation von solchen extremen „Tagträumen" befallen werden, erschrecken, zweifeln an ihrem Verstand und trauen sich nicht, anderen Menschen davon zu erzählen. Weder der Betroffene noch seine Mitmenschen können sich dieses Phänomen erklären. Gerade alten Menschen können derartige Erscheinungen leicht als beginnende Demenz ausgelegt werden.

Senioren, die in ein Altenwohnheim oder zu Verwandten ziehen, leiden verstärkt unter räumlicher Desorientierung. Sie brauchen deshalb besonders geduldige Unterstützung bei der Beschreibung und Erarbeitung der wichtigsten Wege in der neuen Umgebung. In ihrer Vorstellung ist immer noch die altvertraute Umgebung verankert, in der sie sich bis zu ihrem Umzug aufgehalten haben.

Angehörige, Berater, Ärzte, etc. sollten nie das Sehvermögen sehbeeinträchtigter alter Menschen beurteilen oder vergleichen, bevor sie ausreichende Informationen über das Krankheitsbild und die Lebensumstände der späterblindeten Person haben. Eine genaue Kenntnis der Vorgeschichte und der Krankheitssymptome ist die Voraussetzung für eine relativ realistische Einschätzung der Möglichkeiten und Grenzen der Betroffenen. Grundsätzlich müssen sehgeschädigten Senioren die gleichen Rehabilitationsangebote zur Verfügung stehen wie jungen Sehgeschädigten.

Allerdings müssen Angebote wie Sehresttraining, Mobilitäts- und Orientierungstraining und das Training lebenspraktischer Fertigkeiten noch mehr als bei jüngeren Rehabilitanden auf die individuellen Bedürfnisse abgestimmt werden. Entsprechende Hilfsmittel sollten in ihrer Bedienung so einfach sein, daß auch ältere Menschen, die nicht mehr bereit sind, sich mit großen technischen Veränderungen auseinanderzusetzen, diese Geräte bedienen können.

Zu berücksichtigen sind vor allem Mehrfachbehinderungen und der Umstand, daß viele ältere Menschen – besonders Hochbetagte – nicht mehr so flexibel sind und nicht mehr in dem Umfang lernen können oder wollen wie jüngere Menschen.

Literatur

DOLSEN, R. L.: Comunity based Services for older Persons. In: ORR, A.: Vision and Aging, Crossroads for service Delivery. (New York 1992)

MERTE, H. J.; FRIEDRICH H.; HAHMANN R.: Psychische und psychosoziale Besonderheiten bei Blindheit. In: FAUST, V. (Hrsg.): Psychiatrie: ein Lehrbuch für Klinik, Praxis und Beratung (Stuttgart, Jena, New York 1995)

Schweizerischer Zentralverein für das Blindenwesen (Hrsg.): ABC der Lebenspraktischen Fertigkeiten. Ratgeber für Sehbehinderte. (Sankt Gallen 1994)

SEUSS, C.: Rehabilitative Möglichkeiten und Beurteilung des erwerbsbezogenen Leistungsvermögens bei hochgradiger Minderung des Sehvermögens. (Unveröffentlichtes Referatsmanuskript 1998)

Weiterführende Literatur

SCHÄFER, K. M.: Erblindung im Alter. Ursachen, Bewältigungsmöglichkeiten, Rehabilitation. (Köln 1997)

TESCH-RÖMER, C.; WAHL, H.-W. (Hrsg.): Seh- und Höreinbußen älterer Menschen – Herausforderungen in Medizin, Psychologie und Rehabilitation. (Darmstadt 1996)

Den Absprung noch früh genug geschafft!? Eine Sucht-Erfahrung

Hans-Dieter Fuchs

Vorbemerkung (Eva-Maria Glofke-Schulz)

Das vorliegende Buch soll nicht nur beschreiben, was in Menschen vorgeht, die mit einer chronischen und fortschreitenden Erkrankung wie RP konfrontiert sind, sondern auch Irrwege und Wege des Umgangs mit der Erkrankung und dem durch sie erschütterten und veränderten Leben aufspüren. Die Gefahren von Irrwegen zu erkennen, erscheint mir so wichtig, weil viele Menschen in Irrwege und Sackgassen fast unmerklich hineinschlittern und sich dann, wenn die Weichen einmal gestellt sind, sehr schwer tun, umzukehren und nach konstruktiveren Wegen zur Bewältigung ihrer Probleme zu suchen.

Das folgende Kapitel beschäftigt sich mit einem – in unserer Gesellschaft sehr verbreiteten – Irrweg, nämlich der Flucht in die Sucht. Auch wenn wir hier die Alkoholabhängigkeit als eine der in unseren Breiten nach der Nikotinsucht am weitesten verbreiteten Suchtformen herausgreifen, sind wir uns doch bewußt, daß es viele verschiedene Süchte gibt: substanzgebundene Süchte wie die Abhängigkeit von Alkohol, Drogen oder Medikamenten, jedoch auch nicht substanzgebundene, manchmal schwerer zu erkennende Süchte wie etwa Kauf- oder Spielsucht.

Nicht zuletzt ein persönliches Erlebnis veranlaßte mich, das Thema Sucht in diesem Buch nicht auszulassen: Vor etlichen Jahren nahm ich in einem Berufsförderungswerk (BFW) für

Blinde und Sehbehinderte an einem vierwöchigen Kurs teil, um den Umgang mit dem (blindengerecht ausgestatteten) Computer zu erlernen. Viele, vor allem auch relativ frisch erblindete Menschen verbringen im BFW nicht wie ich nur vier Wochen, sondern ein bis mehrere Jahre ihres Lebens, um neben der Grundrehabilitation eine Umschulung zu absolvieren. Manche von ihnen, so schien mir damals, stehen noch sichtlich unter dem Schock der erst kurz zurückliegenden Erblindung und ihrer Folgen. Die meisten haben ihren bisherigen Arbeitsplatz verloren, manchen ist der Partner oder die Partnerin davongelaufen. Die Unterbringung im Internat reißt die Umschüler völlig aus ihrem gewohnten Lebenszusammenhang heraus. Was mich während der kurzen Zeit meines eigenen Aufenthalts im BFW zutiefst erschütterte, war das von mir beobachtete Ausmaß, in dem dort Alkohol konsumiert wurde. Auch Beruhigungstabletten waren keine Seltenheit: So erzählte mir eine frisch erblindete Rehabilitandin, wie sie im BFW einen Nervenzusammenbruch erlitten hatte, zum ortsansässigen Arzt geschickt worden war und seither Beruhigungstabletten in nicht unerheblicher Dosierung als offenbar einzige und hilflose Reaktion auf ihre seelische Krise einnahm.

Aber die Entwicklung einer Suchtproblematik ist auch unter massiven Belastungen keineswegs zwangsläufig. Mag auch der Begriff der sogenannten „Suchtpersönlichkeit" umstritten sein, so hängt es doch zweifellos von zahlreichen Faktoren ab, ob jemand in Krisen- und Belastungssituationen zu Suchtverhalten neigt oder nicht. Inwieweit eine genetische Veranlagung mitbeteiligt sein kann, ist fraglich und höchst umstritten. Eine Rolle spielen sicher aber der kulturelle, subkulturelle und familiäre Hintergrund, die seelische Entwicklung in Kindheit und Jugend sowie das Verhalten relevanter Bezugspersonen des sozialen Umfeldes (z. B. der Alkoholkonsum der Clique, wie im nachstehenden Bericht beschrieben). Wesentlich ist auch, welche alternativen, konstruktiven Möglichkeiten jemand im Laufe seines Lebens entwickeln konnte, um Schwierigkeiten, Belastungen und Streß zu bewältigen. Ein einfaches Beispiel: Manche RP-Betroffenen berichteten mir, daß sie mit Fortschreiten der Erkrankung immer mehr Kraftaufwand aufbringen mußten, um den alltäglichen Anforderungen, etwa am Arbeitsplatz, gerecht zu werden. Dies führt bei vielen zu der Schwierigkeit, sich nach Feierabend von der enormen Anspannung des Tages zu lösen und zur Ruhe zu kommen. Wer über Strategien verfügt, sich zu entspannen (z. B. autogenes Taining, Musikhören, Meditieren und vieles andere mehr), ist besser vor Alkoholmißbrauch geschützt als jemand, der über solche Möglichkeiten (noch) nicht verfügt und den Alkohol als eine Art „Entspannungsmedikation" benutzt.

Der nachstehende Erfahrungsbericht zeigt, wie ein Mensch – hier unter dem Einfluß seiner Clique – bereits in der Jugend Alkohol als „Freund" kennenlernt und dann umso mehr auf ihn zurückgreift, als er mit der Diagnose „RP" konfrontiert wird. Der Autor zeigt aber auch, daß es selbst unter solch erschwerten Bedingungen möglich ist, mit dem Trinken aufzuhören und nach anderen Wegen des Umgangs mit den eigenen Lebensproblemen zu suchen. Insofern hoffe ich, daß dieser ehrliche Bericht eines Betroffenen ermutigen und motivieren kann.

1. Einführung

Einen Erfahrungsbericht zu schreiben ist eine schöne Sache. Jedoch einen Erfahrungsbericht über einen Teil des eigenen Lebens schreiben – das ist gar nicht so einfach. Das habe ich schon am Anfang meines Berichtes feststellen müssen.
Ein Teil meines Lebens – das war „ER" wohl.
Nun fragen Sie sich sicher wer „ER" ist. „ER" das ist mein ehemaliger Freund Alkohol. Ein schöner Freund, wenn ich heute so darüber nachdenke.

Ich möchte mal einige Jahre zurückgehen und mit meinem Bericht beginnen.

Schon früh machte ich „Bekanntschaft" mit dem Alkohol. Ich war 15 oder 16 Jahre alt. Da fing sie an, die „Freundschaft" mit dem Alkohol. War es eine Freundschaft?

Beruflich hatte ich mich nach meinem Hauptschulabschluß schon orientiert. Ich war mitten in der Ausbildung zum Fernmeldehandwerker bei der Deutschen Bundespost.

Ich lebte mit meiner Mutter allein. Meine sechs Jahre ältere Schwester Christa war verheiratet und mein Vater verstarb im Juli 1970.

In der Freizeit trafen wir uns mit ein paar Jungs – fast jeden Tag. Wir waren eine richtig dufte Clique. Anfangs war noch keine Rede von Partys oder Alkohol. Aber mit der Zeit kam die Idee: „Laß uns doch mal 'ne Party machen!" Gesagt – getan.

Bei einer solchen Party (bei meinem Freund Andy) habe ich zum ersten Mal Alkohol getrunken. Wir fingen an mit Bier, und später kam so ein grüner Likör dazu. Das Zeug schmeckte scheußlich. Egal – Hauptsache es machte schwindelig. Und schwindelig war mir auch zu späterer Stunde. Ich glaube, wir waren alle besoffen.

Am Abend war es noch ganz lustig, aber der Morgen danach – es war einfach furchtbar. Das war sie also – die erste Bekanntschaft mit dem Alkohol. In dieser Clique blieb ich lange Jahre. Wir machten öfter mal 'ne Party und kippten damals ganz schön ab. Unser Kumpel Andy hatte zu Hause eine ganze Etage für sich alleine. Hier konnten wir ganz ungestört unsere Partys feiern.

Die Ausbildung zum Fernmeldehandwerker hatte ich mittlerweile erfolgreich beendet. Meine Arbeitsstelle war eine Außenstelle ca. 25 km von Koblenz weg.

In dieser Zeit (1974/1975) fing das mit der Sauferei an. Und das war so: Von morgens bis nachmittags mußte ich arbeiten, und abends gings dann in die Kneipe. Mittlerweile hatten wir eine Stammkneipe und trafen uns öfter dort. Meistens wurde es spät, und wir tranken schon mal einen über den Durst. Am nächsten Morgen ging's mir nicht immer gut. Zum Ärger meiner Mutter. Oft gab es den Kater nach einer Sauftour. Oft habe ich gesagt: „Ich trinke nie wieder!" Wie oft? Sehr oft.

So gab es viele Abende, an denen ich einen oder auch mehrere über den Durst trank. Und es gab viele Tage danach, an denen das „böse Erwachen" kam. Die Jahre vergingen, und die Sauferei ging weiter. Es war ein ständiger Kreislauf, in dem sich vieles wiederholte.

1977 lernte ich meine spätere Frau Marie-Theres kennen. Wir waren beide im Spielmannszug bei uns im Ort und kannten uns eigentlich schon lange. Nur „gefunkt" hatte es bisher noch nicht. Marie-Theres kam aus einer Alkoholikerfamilie. Ihre Mutter war Alkoholikerin. Oft ist es so, daß Menschen aus Alkoholikerfamilien auch wieder das Gleiche suchen. Bei uns beiden war das so. Marie-Theres kam, wie es so schön heißt, „vom Regen in die Traufe".

Ein Jahr später (1978) mußte ich meine Arbeit als Fernmeldehandwerker aufgeben. Damals hieß es: „Nicht mehr tauglich für den Außendienst wegen einer konzentrischen Einengung des Gesichtsfeldes!" Was das nun auf Deutsch heißen sollte, wußte ich nicht. Die Konsequenz war, daß ich vom Außendienst in den Innendienst versetzt wurde. Da hieß es das erste Mal Abschied nehmen von etwas, was ich lieb gewonnen hatte – der Arbeit als Fernmeldehandwerker.

Ich war bei verschiedenen Dienststellen kurzzeitig beschäftigt. Im Dezember 1979 begann ich meine Arbeit bei der BKK Post in Koblenz. Hier arbeitete ich bis zu meiner Verrentung im Jahr 1992.

Meine psychischen Probleme begannen wohl so um diese Zeit. Ich hatte sie nur nicht als solche gedeutet. Diese Probleme habe ich damals versucht mit der Flasche zu bekämpfen. Ein Kampf, der von Anfang an verloren war.

Im gleichen Jahr heirateten Marie-Theres und ich. Es war der 13. Januar. Marie-Theres war erst 18. Sie wollte zu Hause raus. Aus ihrem Elternhaus, in dem es ständig Streit um das Thema Alkohol gab. Sie kam vom „Regen in die Traufe", denn in ihrem zukünftigen Zuhause wurde auch getrunken. Natürlich gab es auch schöne Zeiten.

Auch nach unserer Hochzeit war ich in den Kneipen unterwegs. Fast genauso viel wie vorher. Die Sauferei ging weiter. Am 26. Mai 1982 kam unsere erste Tochter Daniela zur Welt. Ich habe heute noch den Satz im Ohr, den ich zu meiner Frau sagte: „Ab jetzt wird alles anders!" Aber – es wurde nichts anders.

Viele Abende hat Marie-Theres mit Daniela alleine zu Hause gesessen. Ich war in irgend einer Kneipe. Heute weiß ich, daß es für Marie-Theres schlimm war. Das große Glück einer Familie und der Mann – unterwegs. Ich war nicht zu Hause, um das Glück mit ihr zu teilen. In unserer Ehe gab es häufig Streit. Immer wieder drehte er sich um dasselbe Thema: den Alkohol. Dieses Thema stand oft im Mittelpunkt. Marie-Theres hätte mich gerne öfter zu Hause gesehen.

Mehrere Abende hintereinander zu Hause – das gab es nur ganz selten. Einen Grund zum Weggehen – in die Kneipe – fand ich immer. Da war ich ein hervorragender Schauspieler. Einmal waren es die fehlenden Zigaretten (obwohl ich noch genug hatte), dann war es ein Treffen mit einem Kumpel oder ich wollte „nur mal gerade irgendwohin". „Irgendwohin" – das war natürlich in die Kneipe.

Zwei Jahre nach der Geburt unserer ersten Tochter Daniela kam Sandra zur Welt. Es war am 18. Februar 1984. Am Abend vorher war ich wieder mal unterwegs. Als ich am Morgen des 18. mit meiner Frau ins Krankenhaus ging, hatte ich wohl eine fürchterliche Bierfahne. Marie-Theres hat es mir später erzählt. Wieder kam das Versprechen: „Jetzt wird alles anders!" Aber auch diesmal änderte sich nichts. Die Sauferei ging weiter. Ich erinnere mich, daß in dieser Zeit die ersten Probleme mit der Retinitis Pigmentosa auftraten. Schon in den Jahren zuvor habe ich alle möglichen Gegenstände umgerannt. Aber hier wurde es mir richtig bewußt. Und ich trank immer weiter. Meistens in der Kneipe. Wenn ich nach Hause kam, trank ich noch ein oder zwei Flaschen. Damit das Faß richtig voll wurde.

Marie-Theres sagte schon hier und da mal, ob ich nicht ein bißchen viel trinken würde. Meine Antwort: „Du bildest Dir das nur ein!" – oder „Das war doch gestern abend nicht so viel!" – oder „Ich habe nur den ... getroffen." – obwohl ich den Genannten an dem Abend überhaupt nicht gesehen hatte. Heute weiß ich, daß Maria-Theres recht hatte. Es war zu viel. Leider kam die Erkenntnis viel später.

1986 bekamen wir unsere dritte Tochter Katrin. Am 29. November. Auch bei Katrins Geburt genau dasselbe wie bei Danielas und Sandras Geburt: Am Abend vorher gesoffen, am nächsten Morgen eine Bierfahne zehn Meter gegen den Wind. Ein paar Tage später das Versprechen, daß sich jetzt ganz bestimmt alles ändert. Und wieder, wie schon oft vorher, nur ein leeres Versprechen.

Im April 1989 passierte das, was unser künftiges Leben verändern sollte: In der Uni-Klinik Heidelberg wurde die Diagnose Retinitis Pigmentosa (RP) gestellt. Mein damals gemessenes Gesichtsfeld betrug ca. zehn Grad. Die Arzthelferin in der Uni-Klinik drückte meiner Frau einiges an Informationsmaterial über RP und die DRPV mit dem Hinweis: „Das können Sie ja mal lesen!", in die Hand. Marie-Theres hat es gelesen – noch in der Uni-Klinik Heidelberg. Auf meine Frage, was in dieser Broschüre steht, sagte sie nur: „Da reden wir später drüber."

Später wußte ich, warum Marie-Theres nicht direkt darüber reden konnte. In der Info-Broschüre der DRPV „Was ist RP" stand in einem Abschnitt: "... führt in den meisten Fällen zur

Erblindung!" Das war der Knackpunkt. Als ich dies später erfuhr, war es ein harter Schlag. Da war eine Krankheit, eine Behinderung, die in unser Leben kam. Ich hatte ja schon früher Probleme mit dem Sehen. Doch nun war das schlechte Sehen plötzlich eine Krankheit oder eine Behinderung mit dem Namen:

RETINITIS PIGMENTOSA

Hier waren mal wieder Probleme, und ich habe den Alkohol gegen diese Probleme eingesetzt. In dieser Zeit war ich fast jeden Tag in der Kneipe. Die Stunden, in denen ich in der Kneipe war, wurden immer mehr. Und somit wurden die Stunden, die ich zu Hause war, immer weniger.

„ ... führt in den meisten Fällen zur Erblindung!" „ ... ZUR ERBLINDUNG ..." – „ ... ZUR ERBLINDUNG ..."

Ein Satz, den ich mir immer wieder vor Augen hielt. Der auch immer wieder vor meinen Augen vorbeilief. Ich konnte diesen einen Satz einfach nicht vergessen. Es war fast so, als ob dieser Satz sich in mein Gehirn eingebrannt hätte. Diesen Satz schleppte ich mit in die Kneipe und auch wieder mit nach Hause. Und am nächsten Tag war dieser Satz immer noch da.

Ich habe versucht, diese Worte „... ZUR ERBLINDUNG ..." im Alkohol zu ertränken. Ich habe es nicht geschafft. Darüber reden wäre sicherlich der bessere Weg gewesen. Aber das konnte ich nicht. Der Versuch das Problem, in meinem Fall die RP, mit dem Alkohol zu bekämpfen, ist eine Flucht vor der Wirklichkeit. Ich kann sogar sagen eine Flucht vor der Wahrheit. Wenn ich mich zurückerinnere, war es immer so, daß für mich im betrunkenen Zustand die Welt wunderbar ausgesehen hat. In der wunderbaren Scheinwelt war alles o.k. und alles klar.

Das Problem war mit dem Trinken nicht gelöst. Das Gegenteil war der Fall. Wenn der Nebel des Alkohols verflogen war, war die Ernüchterung immer böse. Es war ein böses Erwachen.

In der Zeit, von der ich gerade berichte, habe ich den Alkohol wieder eingesetzt. Gezielt, wenn es mir dreckig ging. Ich habe versucht, mit dem Alkohol einen Ausweg oder eine Lösung zu finden. Ich habe versucht, die RP mit der Sucht, dem Alkohol, zu bekämpfen – RP und Sucht.

Die Probleme durch die RP am Arbeitsplatz wurden mit der Zeit immer größer. Es dauerte immer länger, bestimmte Arbeitsgänge zu erledigen. Diese Erkenntnis war ziemlich deprimierend.

Zu Hause in der Familie kam es immer wieder zu Auseinandersetzungen um das Thema Alkohol. Die Kinder waren inzwischen acht, sechs und vier Jahr alt. Sehr oft saß meine Frau mit den Kindern alleine zu Hause, und ich war unterwegs. Heute bin ich manchmal traurig über die verlorenen Jahre. Schade um die verlorene Zeit. Ich kann die Uhr nicht mehr zurückdrehen. Heute weiß ich, daß Marie-Theres und die Kinder darunter gelitten haben. Oft haben die Kinder gefragt: „Wo ist denn der Papa?" In der ersten Zeit hat Marie-Theres schon mal Ausreden gebraucht. Später hat sie den Kindern gesagt, wo der Papa ist: „In der Kneipe!"

Die Probleme am Arbeitsplatz wurden mit der Zeit immer größer. So entschloß ich mich im Mai 1992 Frührente zu beantragen.

Welche Probleme durch die Beantragung der Rente noch kommen würden, konnte ich zu dem Zeitpunkt noch nicht wissen. Eines weiß ich aber noch ganz genau: Ich habe in der Zeit wieder mal sehr viel getrunken. Warum? Es waren Probleme da. Und wenn Probleme da waren, habe ich immer zur Flasche gegriffen. Es war eine Zeit der Ungewißheit. Ungewißheit darüber, wie es weiter gehen soll. Darüber reden? Das war auch diesmal, wie in vielen anderen Situationen, ein Fremdwort. Ich unterhielt mich mit meiner Bierflasche.

Es dauerte vier Monate, und die Erwerbsunfähigkeitsrente war bewilligt. Ich hatte sehnsüchtig auf die Nachricht gewartet. Als sie nun endlich im September 1992 kam, war ich ziemlich traurig. Ich dachte: „Da bist du nun 35 Jahre alt und Frührentner!"

Mit dem Wort „Frührentner" konnte ich nichts Richtiges anfangen. Sicherlich habe ich es damals versäumt, mich mit der Situation auseinanderzusetzen. Und mein „Freund" Alkohol hat mir auch nicht geholfen. Ein schöner Freund – oder?

Es begann die fast schlimmste Zeit meines Lebens. Nicht nur für mich auch für Marie-Theres, Daniela, Sandra und Katrin – für meine Familie. Es waren schwere Zeiten mit Depressionen, psychischen Problemen und Angstzuständen.

Die RP war wieder einmal fortgeschritten – das Sehen war schlechter geworden. Alles in allem ein sehr schlechter Gesamtzustand.

1992 wurde ich Mitglied der DRPV. Schon am Anfang war mir klar, daß ich in der DRPV aktiv werden wollte. Beim ersten Seminar in Meinerzhagen lernte ich viele Mitbetroffene kennen. Vom ersten Augenblick fühlte ich mich so richtig wohl. Wir waren eine tolle Clique. Wir saßen jeden Abend zusammen, und es wurde ganz schön gebechert. Später habe ich noch einige Seminare der DRPV besucht. Auch heute fühle ich mich noch sehr wohl in dieser Runde.

Bei den oben erwähnten Seminaren der DRPV und auch zu Hause habe ich versucht mit Hilfe des Alkohols zu vergessen. Vergessen, daß es mir schlecht ging. Es war ein Weglaufen vor der Wirklichkeit.

Dieses Weglaufen habe ich, aus meiner heutigen Sicht, schon oft versucht. Doch die Realität hat mich immer wieder eingeholt.

In unserer Ehe kam es immer häufiger zu Auseinandersetzungen. Oft sagte Marie-Theres, daß sie mein ewiges Weglaufen fast nicht mehr ertragen kann. Die Kinder fragten nun nicht mehr wo der Papa ist, sondern sagten: „Ist der Papa schon wieder in der Kneipe?" Marie-Theres hat es mir einige

Male erzählt. Es hat damals sehr wehgetan. Aber zum Aufhören hat es mich nicht bewogen. Also – es ging immer weiter. Bedingt durch meine Verrentung waren wir beide den ganzen Tag zu Hause. Marie-Theres war zu dieser Zeit noch nicht berufstätig. Oft war es so, daß einer von uns Arbeiten im Haushalt erledigen wollte, die der andere schon gemacht hatte. Später hat Marie-Theres mir erzählt, daß sie oft in die Stadt gefahren ist, um mir aus dem Weg zu gehen.

Wir haben den großen Fehler gemacht, nicht über das Problem, die RP und auch die Frührente, zu reden. Der Alkohol war ohnehin ein Tabuthema. Wenn dieses Thema angesprochen wurde, kam es immer zum Streit. Ich konnte mir damals nicht vorstellen, darüber zu reden.

In dieser Zeit (ca. 1993) machte ich mir die ersten Gedanken über die Trinkerei. Ich dachte darüber nach, ob ich es nicht schaffen könnte, weniger zu trinken. Das erste Mal in den ganzen Jahren. Statt sieben oder acht Flaschen Weizenbier nur noch ein oder zwei. War es der Anfang vom Absprung?

Marie-Theres sagte schon mal, ob ich nicht mal mit der Sauferei aufhören wollte. Ja, sie hat „Sauferei" gesagt. Das war zwar sehr hart, aber heute weiß ich, daß es richtig war. Auch die Kinder haben mittlerweile schon sauer reagiert, wenn ich besoffen nach Hause kam. Sie sind mir dann aus dem Weg gegangen. Daniela hat mal zu Marie-Theres gesagt, daß sie sich schämt, wenn sie mich irgendwo betrunken sieht.

Ein Jahr später (1994) stand ich dann kurz vor dem großen Abrutschen. Ich ging jeden Tag in die Kneipe. Und fast immer waren es sieben oder acht Flaschen Weizenbier. Morgens aufstehen vor zehn oder elf Uhr war nicht drin.

Es war so vereinbart, daß ich das Mittagessen kochen sollte. Und das war manchmal, bedingt durch den Alkohol, fast unmöglich.

Ich erinnere mich an einen Morgen. Am Abend vorher waren es bestimmt wieder zehn bis zwölf Flaschen Weizenbier (übrigens: Schnaps habe ich nie getrunken). Gegen elf Uhr bin ich dann so langsam aufgestanden. Es ging mir so schlecht, daß ich nicht in der Lage war, für meine Familie das Mittagessen zu kochen. Ich rief meine Mutter an und habe sie gebeten, das Kochen für mich zu übernehmen. Das Gesicht von Marie-Theres, als sie nach Hause kam, werde ich nie vergessen.

Für viele Dinge im Leben brauchen wir ein „Schlüsselerlebnis". Ich glaube, das war mein Schlüsselerlebnis.

Ich habe mir ernsthaft darüber Gedanken gemacht, daß es so nicht weitergehen kann. Es konnte nicht sein, daß der Alkohol mich weiter im „Griff" haben sollte. Und es war so. Der Alkohol hatte mich wirklich im Griff.

Ich wollte nicht mehr dieses Zeug, den Alkohol.

Ich wollte nicht, daß „ER" weiter für die Lösung von Problemen eingesetzt wird.

Ich wollte mich frei machen von dieser Sucht. Aufhören zu trinken.

Ich wollte endgültig einen Schlußstrich unter die Sauferei ziehen.

Ich wollte aufhören – aufhören – aufhören ...

Es war im Juli 1994. Genau am 27. Juli 1994. Das Datum werde ich mein Leben lang nicht vergessen. Es war das letzte Mal, daß ich gesoffen habe. Am nächsten Tag, am 28. Juli, hatten wir eine Grillfeier im Garten. Zu Marie-Theres sagte ich: „Heute trinke ich kein Bier. Vielleicht ein Alkoholfreies!" Ich glaube, Marie-Theres hat ihren Ohren nicht getraut. ‚Heute kein Bier?' Das kann doch nicht wahr sein. Wo doch sonst jede Gelegenheit zum Trinken ausgenutzt wurde. Es war aber tatsächlich so. Ich trank an diesem Tag und auch am Abend keinen Alkohol.

Und auch am nächsten Tag, und auch am übernächsten Tag, und auch am ...! Bis heute! Ich habe es geschafft:

ICH HABE AUFGEHÖRT ZU TRINKEN!!!

Ich hatte den festen Willen dazu und es hat geklappt.

In der ersten Zeit war es für mich gar nicht so einfach. Ich hatte zwar keine Entzugserscheinungen, aber es fiel mir schwer, andere saufen zu sehen. Es war nicht das Verlangen in mir mitzutrinken, sondern ich habe mich gesehen. Mein Spiegelbild. Mich im betrunkenen Zustand. Es fiel mir schwer, mich mit jemandem zu unterhalten, der angetrunken war. Ich kann es heute noch nicht.

Anfangs hat Marie-Theres gesagt: „Mal gespannt, wie lange das klappt. Du ohne Alkohol!" Sie hatte einfach kein Vertrauen in mich. Viel zu oft habe ich sie enttäuscht. Sie hatte den Glauben an mich verloren. Es hat schon eine Zeit gedauert, bis Marie-Theres daran geglaubt hat, daß ich nicht mehr trinke.

In der Familie ging es nicht viel besser als vorher. Im Gegenteil. Sonst war ich abends immer unterwegs. Und plötzlich war ich jeden Abend zu Hause. Für Marie-Theres war das eine große Umstellung. Ich dachte, wenn ich mit dem Saufen aufhöre, ist alles wieder in Ordnung. Oft ist es so, habe ich später gehört, daß dann andere Probleme kommen. Dann heißt es, die zu meistern – ohne Alkohol.

Sicher wäre es besser gewesen, die Gruppe der Anonymen Alkoholiker aufzusuchen. Dort hätten wir, meine Familie und ich, Halt und Unterstützung bekommen können.

Heute, vier Jahre danach weiß ich, daß ich den Absprung noch früh genug geschafft habe. Noch früh genug vor meinem totalen Absacken. Noch früh genug bevor ich dem Alkohol total verfallen bin.

In Kneipen gehe ich schon lange nicht mehr. Ich habe einfach keine Lust mehr dazu. Mit den Saufkumpanen habe ich heute keinen Kontakt mehr. Es ist so: Wenn du nicht mehr mit an der Theke stehst und mittrinkst, dann gehörst du nicht mehr dazu. Du bist weg. Nicht nur weg vom Alkohol, sondern auch weg von der Clique.

Wir haben uns mittlerweile einen Freundeskreis aufgebaut. Vorher hatten wir nie Freunde. Freunde, die auch in schlechten Zeiten zu uns stehen.

Das sind meine Erfahrungen zum Thema „RP und Sucht". Schon oft habe ich über diese Erfahrung gesprochen. Aber noch nie darüber geschrieben. Beim Schreiben dieses Artikels kam einiges wieder zum Vorschein. Das war gut. So sehe ich so manche Dinge mit anderen Augen. Vieles ist mir beim Schreiben erst richtig bewußt geworden. Ich möchte mit diesem Artikel auch versuchen, die Zeit mit dem Alkohol abzuschließen. Vergessen? Vergessen werde ich diese Zeit sicher nie.

Eines noch zum Schluß: Es gab in den ganzen Jahren auch schöne Stunden. Schöne Stunden in der Familie – und auch schöne Stunden mit dem Alkohol.

Marie-Theres, Daniela, Sandra und Katrin – meine Familie – wir sind heute noch zusammen. Wir haben viele Tiefen und Höhen durchgemacht. Aber wir sind noch zusammen. Und dafür danke ich meinen vier Mädels – von ganzem Herzen.

Leben mit einer Erbkrankheit im 20. Jahrhundert

Von der Utopie des „rassisch-reinen Volkskörpers" zum Traum vom „perfekten Menschen"

Helma Gussek

Einleitung

Die Diagnose einer Netzhautdegeneration, insbesondere einer Retinitis pigmentosa, bedeutet für den Betroffenen, daß er sich in den folgenden Jahren und Jahrzehnten auf einen langsam fortschreitenden Sehverlust einstellen muß und eine Erblindung wegen des Fehlens jeder Behandlungsmöglichkeit in der Regel unausweichlich ist.

Diese Diagnose bedeutet für den Betroffenen aber auch, daß er an einer Erbkrankheit leidet und verschiedene Reaktionen seiner Umwelt sowie die Möglichkeit der Weitergabe der Krankheit an seine Kinder in seine Familienplanung einbeziehen muß. Der persönliche Umgang mit der eigenen erblichen Krankheit sowie die Einstellung der Gesellschaft gegenüber Menschen mit einer Erbkrankheit kann sehr unterschiedlich sein.

Gerade im 20. Jahrhundert haben sich extreme Verhaltensweisen im Umgang mit Erbkrankheiten, bei Abwehrmaßnahmen und -strategien, bei Lösungsvorschlägen, Erbkrankheiten zu verringern, gezeigt. In diesem Beitrag sollen einige historische Fakten, persönliche Erfahrungen und eine vorläufige Analyse des Lebens mit einer Erbkrankheit gegeben werden.

Das Leben – zeitweise auch das Überleben – mit einer Erbkrankheit ist neben der persönlichen Verarbeitung und dem

Versuch, mit diesem Schicksal fertig zu werden, in besonderem Maße auch von äußeren Faktoren abhängig. Zu diesen äußeren Faktoren gehören insbesondere der Kenntnisstand der Wissenschaft über die Erblichkeit bestimmter Krankheiten, die auf diesen Kenntnissen beruhende Weltanschauung und aus ihr abgeleitete Menschenbild, das auch das Verhältnis von Individuum und Gesellschaft widerspiegelt. Es ist aber auch von politischen Zielsetzungen abhängig, die in einem totalitären Staat völlig andere sind als in einer Demokratie.

In dem ersten Teil dieses Aufsatzes möchte ich die persönliche Betroffenheit des Dichters und Arztes Gottfried Benn darstellen, der 1936 erfuhr, daß seine jüngste Schwester an Retinitis pigmentosa leide. Die von ihm als persönliche Katastrophe bezeichnete Diagnose soll vor dem Hintergrund der Ideologie und politischen Zielsetzung seiner Zeit betrachtet werden. Ein Erbkranker wurde damals wegen seiner „Erbuntüchtigkeit" zu einer „Bedrohung für den Fortbestand des Volkes". Gesetzliche Maßnahmen, die wie Notstandsgesetze anmuten, sollten diese „innere Gefahr" eindämmen.

Im zweiten Teil möchte ich meine eigenen Erfahrungen zum Thema „erbkrank", die ich als RP-Betroffene nur wenige Jahre später in der Nachkriegszeit gemacht habe, darstellen. Nach dem Ende des Dritten Reiches unterlagen Erbkrankheiten einer weitgehenden – nun von den Betroffenen und der Gesellschaft gleichermaßen getragenen – Tabuisierung. Diese hatte sich aus den Erfahrungen und schweren Schicksalsschlägen als Abwehrstrategie entwickelt und auch über die NS-Zeit hinaus erhalten.

In einem dritten Teil möchte ich meine persönlichen Einschätzungen zu aktuellen Forschungsfragen geben, insbesondere einige Fragen aufwerfen zu den spektakulären „Chancen und Risiken" der modernen Molekulargenetik. Außerdem soll der Wandel der Humangenetik von der autoritären Eugenik zur demokratischen medizinischen Orientierung aufgezeigt werden und die neue Rolle der von Erbkrankheiten Betroffenen als Akteure mit einer neuen Identität in den Patientenselbsthilfegruppen.

1. „Erbkrank" 1936: Eine Katastrophe für die Betroffenen – Eine „Bedrohung für das Volk"

Vor kurzer Zeit stieß ich auf einige Briefe des Dichters und Arztes Gottfried Benn an seinen guten Freund Oelze aus dem Jahr 1936. In diesen, im Telegrammstil niedergeschriebenen Zeilen, vertraut er seinem Freund eine „unbegreifliche Angelegenheit" aus seinem privaten Leben an, die nicht für die Öffentlichkeit bestimmt und nur „gelegentlich mündlich zu erzählen" sei. In diesen Briefen heißt es:

„ (...) eine schwere Erbkrankheit ist plötzlich bei meiner jüngsten Schwester (35jährig) ausgebrochen, eine unausweichliche Erblindung, die uns alle und unsre Kinder bedroht. Eine ganze Katastrophe das! Nur gelegentlich mündlich zu erzählen." (BENN 1979, Brief vom 4. Juni 1936)

„ (...) sie hat die gefürchtetste und schrecklichste Erbkrankheit, die es gibt: Pigmentatrophie der Netzhaut und Star. Führt in kurzer Zeit zu völliger Erblindung. Aber damit nicht genug: wir sämtliche Geschwister haben uns untersuchen lassen müssen, sind ebenfalls bedroht, vor allem aber unsere Kinder. Eine solche Krankheit tritt immer ‚serienweise' auf, eine Familie, wo sie sich zeigt, ist zum Aussterben bestimmt. Was nun? Also 1) Wir hätten alle nicht geboren werden dürfen oder 2) alle kastriert werden müssen 3) unsere Kinder wird man vielleicht sterilisieren. Das ist das größte Rätsel, vor dem ich je gestanden habe. Meine Eltern waren völlig augengesund, auch die Großeltern, keiner trug oder trägt von uns eine Brille. (...) und nun plötzlich diese furchtbare Krankheit. Sie ist eine reine Degenerationskrankheit u. bedeutet: Schluss mit dieser Erbmasse. (...) Es ist ein ganz eigentümliches Gefühl, glauben Sie mir, zu einer Erbmasse zu gehören, die die Natur als erledigt ansieht u. abstösst." (BENN 1979, Brief vom 7. Juni 1936)

Mit der Diagnose Pigmentatrophie der Netzhaut war für den Arzt Gottfried Benn eine „Katastrophe" in sein Leben und das Leben seiner Familie eingetreten. Die Katastrophe bestand weniger in der Feststellung der Erblindung seiner Schwester, als in dem plötzlichen Bewußtsein, zu einer Familie zu gehören, in der eine Erbkrankheit, eine „Degeneration", festgestellt worden war. „Erbkrank" bedeutete in dieser Zeit, zu den „Minderwertigen" zu gehören. Die Einreihung in diese Gruppe der „Erbkranken", „Erbuntüchtigen", ja „Erbgefährlichen", war willkürlich: Schwachsinnige, Alkoholiker, Asoziale, Verbrecher, Taube und Blinde galten gleichermaßen als „Erbkranke". Ein wissenschaftlicher Beweis der Erblichkeit einer Krankheit war für die Einreihung in die Gruppe der „Minderwertigen" und „gesellschaftlich Unerwünschten" nicht erforderlich. Die Hauptsorge der Bevölkerungspolitik richtete sich darauf, dem drohenden qualitativen wie auch quantitativen Niedergang der „Erbverfassung" des Volkes Einhalt zu gebieten. Man glaubte, daß neue Defekte im Erbgut und die Weitergabe von Erbkrankheiten eine steigende Verbreitung fänden und den Bestand des Volkes in Zukunft gefährden würden.

Diese Ansicht gründete sich auf die damaligen wissenschaftlichen und pseudowissenschaftlichen Theorien, die die Vererbungsgesetze und die Darwin'schen Evolutionstheorie auf gesellschaftliche Prozesse übertragen (Sozialdarwinismus). Die aus Beobachtungen des Pflanzen- und Tierreichs herrührende Theorie vom „Kampf ums Dasein" wurde zum Naturgesetz erklärt. Gegen es durch die Aufzucht erbkranker Nachkommen zu verstoßen, galt als Sünde gegen das eigene Volk und seine Zukunft. Die Evolution, d. h. die Weiterentwicklung eines Volkes, so glaubte man, werde durch jede Art von „Degeneration" oder „Erbkrankheiten" behindert. Ein

Beweis des Anwachsens von Defekten im Erbmaterial wurde jedoch weder durch statistische Erhebungen noch durch andere wissenschaftliche Methoden je erbracht. Dennoch wurde die Vision vom Untergang des Volkes propagiert. Sie führte zu der Ausgrenzung, später der „Ausmerzung" Schwacher, Kranker und rassisch Unerwünschter.

Die Verhinderung von „Entartung" und die „Aufartung" des deutschen Volkes durch eugenische Maßnahmen, d. h. durch die Lenkung der Fortpflanzung wurde zu einem der Hauptziele der Bevölkerungspolitik des totalitären, nationalsozialistischen Staates. Nachkommenschaft in einer Familie mit einer „Erbkrankheit" galt als unverantwortlich gegenüber dem Volksganzen und verbot sich von selbst. Dies zeigen die Briefe Gottfried Benns und zahlreiche Schriften von Anthropologen und Rassenhygienikern:

> „Zahlreiche minderwertige Individuen haben ihren Defekt von den Eltern ererbt und werden ihre Minderwertigkeit auf ihre Nachkommen weitervererben. So sind unendliche Reihen von entarteten Konstitutionen denkbar, deren Ende nicht abzusehen ist." (GROTJAHN 1912. In: RICHTER 1986, S. 27)
> „Die größere dauernde Vermehrung der weniger wertvollen Bestandteile innerhalb eines Volkes, nämlich der Erbkranken und Asozialen, muß zu einer Verschlechterung der Beschaffenheit des gesunden Volkes führen." (Nationalsozialistisches Handbuch für Recht und Gesetzgebung 1935. In: RICHTER 1986, S. 27).

Diese Anschauung kulminierte in der Forderung, wie sie Hitler in seinem Werk „Mein Kampf" (HITLER 1941) formulierte: „Die Forderung, daß defekten Menschen die Zeugung anderer ebenso defekter Nachkommen unmöglich gemacht wird, ist eine Forderung klarster Vernunft und bedeutet in ihrer planmäßigen Durchführung die humanste Tat der Menschheit. Sie wird Millionen von Unglücklichen unverdiente Leiden ersparen." (HITLER 1941, S. 279)

Die hier erhobenen Forderungen zielten schon auf die später durchgesetzten eugenischen und bevölkerungspolitischen Maßnahmen.

Die Einführung biologistischer Ziele in die Politik wurde von den Rassenhygienikern dieser Zeit wie folgt gerechtfertigt: „Es ist entscheidend, was der politische Führer von den Ergebnissen der Wissenschaft als wesentlich erkennt und zur Tat werden läßt. (...) Der Führer des Deutschen Reichs ist der erste Staatsmann, der die Erkenntnisse der Erbbiologie und Rassenhygiene zu einem leitenden Prinzip in der Staatsführung gemacht hat." (VERSCHUER 1941. In: RICHTER 1986, S. 23)

Bereits unmittelbar nach der Machtübernahme wurde die Zwangssterilisation aller „Erbkranken" eingeführt. Neben der Asylierung und den Heiratsverboten war die Zwangssterilisation der stärkste Verstoß gegen die Unverletzlichkeit der menschlichen Würde und das Recht auf körperliche Unversehrtheit. Zur Zeit des Briefwechsels Gottfried Benns war das Gesetz zur Verhütung erbkranken Nachwuchses (14. 7. 1933) bereits seit fast drei Jahren in Kraft. In dem Katalog der zur Sterilisation empfohlenen Erbleiden wurde „erbliche Blindheit" als Sammelbegriff aufgeführt, unter den auch RP fiel. Jeder Arzt hatte die Pflicht, nach Feststellung einer „Erbkrankheit" den Patienten an einen Facharzt zur Operation zu überweisen. Für Gottfried Benn, der als Arzt zur Anzeige „Erbkranker" verpflichtet und damit zur Selektion „Erbuntüchtiger" aufgefordert war, muß die Entdeckung, selbst zum Kreis der „Erbkranken" zu gehören, besonders tragisch gewesen sein.

Auch dem „Erbkranken" selbst wurde suggeriert, daß er die eugenischen Maßnahmen zu akzeptieren und zum Wohle des ganzen Volkes auf Kinder zu verzichten habe. Die freiwillige Beantragung einer Sterilisation konnte den Betroffenen aus dem Kreis der Minderwertigen heben, indem man ihm dadurch moralische Qualitäten zusprach.

Wie in allen totalitären Regimen wurden das Wohlergehen und die Rechte des Individuums dem Ganzen, dem Volkswohl, untergeordnet. Dies wurde als eine neue Ethik und Umwertung der Werte propagiert. So heißt es in einem Handbuch: „Alle maßgebenden Stellen, ja alle Gebildeten überhaupt sollten sich mit einer neuen Ethik erfüllen, die nicht nur gegen sich selbst, gegen die eigene Familie und den eigenen Staat Pflichten lehrt, sondern auch Pflichten gegen die nach uns kommenden Generationen." (Handwörterbuch der sozialen Hygiene 1912. In: RICHTER 1986, S. 19)

Politische und biologische Vielfalt sollte durch Gleichschaltung verhindert werden. „Der NS-Staat sah in einer biologischen Pluralität, ausgedrückt in einer Verschiedenartigkeit der Erbanlagen, den Keim zum Untergang der menschlichen Zivilisation und propagierte dementsprechende Bedrohungstheorien." (NOWAK 1992, S. 99)

Wie RP- Betroffene ihre zunehmende Erblindung und das Bewußtsein, zu den „Erbkranken" zu gehören, verarbeiteten, läßt sich heute nur indirekt erschließen. Das politische und gesellschaftliche Umfeld war bestimmt von Ausgrenzung der „Minderwertigen" und „Erbgefährlichen". Es war gekennzeichnet durch Denunziation, Zwangsmaßnahmen und Zerstörung der Lebensplanung. Neben der von altersher aus christlicher Tradition bekannten Stigmatisierung Erbkranker als Personifizierung der „Sünden der Väter" traten neue Formen der Brandmarkung aus dem biologistischen Repertoire der sozialdarwinistischen Theorie, wie z. B. die „Bedrohung der Erbverfassung" des deutschen Volkes durch „erbuntüchtige" Familien, die die Natur zum Aussterben bestimmt hat.

Die Verletzung der Freiheitsrechte durch die häufig durchgeführte Asylierung und die Verletzung des Rechts auf körperliche Unversehrtheit durch Zwangssterilisation führten zu einem tiefen Mißtrauen der Betroffenen gegenüber staatlichen Institutionen wie Gesundheitsbehörden, (Erb-)Gerichten und der Ärzteschaft. Auch in die Solidarität der Blinden untereinander wurde ein tiefer Keil getrieben. So wurde den „Erbblinden" in einer Entschließung des Vereins der blinden Akademiker die Einwilligung in ihre Sterilisation empfohlen. (Eingabe des Vorstands def Vereins der blinden Akademiker vom 23.12.1933 an das Reichsministerium für Volksaufklärung und Propaganda. In: RICHTER 1986, S. 135)

Der Grad der „Minderwertigkeit" und „Unerwünschtheit" Erbkranker konnte im Nationalsozialismaus nur noch gesteigert werden, wenn zur Erbblindheit noch Merkmale einer geistigen Behinderung oder die Zugehörigkeit zur „jüdischen Rasse" hinzukamen, was ab 1939 unweigerlich zur Euthanasie führte.

2. Erbkrank nach 1945 – Ein Tabu

Die Briefe Gottfried Benns haben mich besonders angesprochen, weil ich nur wenige Jahre nach diesem Briefwechsel und den geschilderten Ereignissen geboren wurde. Parallelen – wenn auch um eine Generation verschoben – zwischen der Situation der Familie Gottfried Benns und meiner Familie verstärkten mein Interesse an den Briefen. Auch ich bin wie die Schwester Gottfried Benns als einzige von sechs Geschwistern von RP betroffen. In meiner wie in Benns Familie waren die Eltern augengesund und in der gesamten Familie noch kein Fall von RP aufgetreten oder bekannt.

Meine Familie muß beim Erkennen der ersten Symptome meiner Krankheit – wenn sie die Diagnose überhaupt kannte – vor einem Rätsel gestanden haben. Auch meine Eltern gehörten zu den gesunden, leistungsstarken, wertschaffenden

Volksgenossen, die vom Gedankengut ihrer Zeit und ihrer Umgebung geprägt waren. Sie hatten 1936 in Berlin geheiratet, waren beide tüchtige Sportler und Sportlehrer, die mit Begeisterung an den Ausscheidungskämpfen für die Olympiade teilgenommen hatten. Man hatte ihnen die sportliche Ausbildung der gesunden deutschen Jugend anvertraut. Das Mutterkreuz meiner Mutter und das Ritterkreuz eines ihrer Brüder waren auch Auszeichnungen für Tüchtigkeit im Sinne des nationalsozialistischen Staates. Die „Katastrophe" trat ein, als erkannt wurde, daß meine jüngere Schwester wohl geistig behindert war, und sie – wie wir Geschwister erst nach mehreren Jahrzehnten erfuhren – 1944 ein Opfer der Kindereuthanasie wurde.

Die tiefe Enttäuschung über einen Staat, an dessen Handeln zum Wohle des Volkes sie geglaubt und in dessen Diensten sie gearbeitet hatten, muß bei meinen Eltern zu einer Verdrängung meiner Sehbehinderung geführt haben. Etwa gleichzeitig mit dem Tod meiner Schwester muß das erste Symptom der RP, die Nachtblindheit, in meinem dritten Lebensjahr bemerkt worden sein, also sehr früh. Bis zu meinem 20. Lebensjahr bin ich jedoch nicht gründlich untersucht worden. Die Diagnose RP war mir fremd, ja, ich wuchs in dem Glauben auf, daß meine schlechten Augen ein gegebener Zustand seien und weder eine Verbesserung noch eine Verschlechterung zu erwarten sei.

Die völlige Nichtbeachtung meiner Augenerkrankung führe ich auf die tiefe Enttäuschung und die Schuldgefühle meiner Eltern zurück. Aus Sorge hatten sie meine Schwester den Ärzten des Dritten Reichs, den Fahndern nach Minderwertigen, anvertraut. Ein weiterer Grund ihrer Schuldgefühle war wohl die Sorge um eine Stigmatisierung sowohl meiner Person als auch ihrer selbst. Die aus dem Nationalsozialismus überkommenen sozialdarwinistischen Theorien waren noch in den Köpfen der Menschen vorhanden, und die Furcht, bei

Offenlegung der Krankheit in den Kreis der weniger Leistungsfähigen, von einer Karriere Ausgeschlossenen, eingereiht zu werden, bestand auch nach 1945. Die konsequent eingeschlagene Strategie der Verdrängung und Tabuisierung der Erbkrankheit ihrer Tochter wurde durch die Unkenntnis meiner Eltern über rezessive Erbgänge erleichtert und durch das Argument bekräftigt, daß die Krankheit noch nie in der Familie aufgetreten sei. Ein tiefes Mißtrauen gegenüber den Ärzten und insbesondere gegenüber der Ernsthaftigkeit des ärztlichen Auftrags, zum „Wohle des Patienten" zu handeln, zog sich wie ein roter Faden durch das Leben meiner Eltern.

Hier taucht die Frage auf, inwieweit die Erfahrungen und Strategien meiner Eltern Auswirkungen auf mein Heranwachsen mit der RP und meine Auseinandersetzung mit ihr hatten. Obwohl meine RP früh erste Symptome gezeigt hatte und dementsprechend früh hätte diagnostiziert werden können, blieb ich hinsichtlich meiner Erkrankung bis zu meinem Studium in einem Zustand, den ich hier als „naiv" bezeichnen möchte. Naiv bedeutet hier: Ich war unwissend und suchte nicht nach Erklärungen für meine Sehschwäche. Ich war aber auch kein „Patient" und nicht Objekt der Fürsorge oder Wissenschaft. Deshalb war es mir möglich, mein Leben wie alle anderen zu gestalten. Beruf, Ehe und Kinder konnte ich als zu meisternde Herausforderungen bewältigen; ich konnte ungestört mit den gleichen Illusionen wie andere junge Menschen auch leben.

Diese „Naivität" hatte natürlich ihre Grenzen und Konsequenzen. Als junger Mensch, der sein Berufsleben plante, erkannte ich nach und nach, daß ich bestimmte Berufe nicht ausüben konnte und daß eine gewisse Unsicherheit mein Leben begleiten würde. Es bewegte mich ständig, mit schlechteren Augen als andere zurechtkommen zu müssen. Um den Ansprüchen einer „Leistungsgesellschaft" zu genügen, waren besondere Anstrengungen und Planungen erforderlich. Das Verdrängen und Verbergen meiner Schwäche und die nur sehr bedingte Verarbeitung meiner Sehbehinderung muß nicht nur auf die Tabuisierung durch meine Eltern zurückgeführt werden, sondern kann durchaus dem normalen Verhalten eines jeden jungen Menschen entsprechen, der die Diagnose RP erhält.

Ein tieferes Verständnis der Problematik einer allmählich fortschreitenden Erblindung und eine Verarbeitung derselben wurde mir erst nach dem Eintritt in eine Selbsthilfeorganisation möglich. Erst jetzt beschäftigten mich die verschiedenen Schicksale anderer Sehbehinderter, sowohl der vor mir in einem totalitären Regime lebenden, als auch der heute in einem völlig veränderten Umfeld heranwachsenden.

3. Erbkrank heute – Vom „defekten Menschen" zum „Träger eines Gendefekts"

Eine Standortbestimmung der Situation Erbkranker heute kann hier nur skizzenhaft und vorläufig dargestellt werden.

Die explosionsartige Fülle neuer Erkenntnisse, insbesondere der modernen Biowissenschaften, eröffnet Erbkranken neue Chancen, birgt aber auch Risiken. Neben dem Wandel in den Wissenschaften, insbesondere in der Humangenetik, haben auch entscheidende Veränderungen in der Gesellschaft in den letzten 60 Jahren stattgefunden. Der wissenschaftliche Fortschritt und die Demokratisierung der Gesellschaft eröffnen Erbkranken und Behinderten neue Handlungsmöglichkeiten.

Als von einer Erbkrankheit Betroffene erfahren wir die Janusköpfigkeit der modernen Wissenschaften, insbesondere der Molekulargenetik. Euphorische Erwartungen und die Hoffnung auf Heilung aller Krankheiten (Genomanie) stehen der Angst vor den rasanten Erfolgen und ungeahnten Möglichkeiten der Genetik gegenüber (genetische Phobie). Von Behindertenverbänden und anderen wissenschaftskritischen

Gruppen wird die Gentechnik häufig als eine „neue Eugenik"
bezeichnet.

Der Erbkranke – hier der erblindende RP-Betroffene – ist
einerseits beständig auf der Suche nach neuen Heilungs-
möglichkeiten und muß andererseits seine Behinderung akzeptieren. Neben der persönlichen Akzeptanz der eigenen
Behinderung muß die Akzeptanz und Integration von Behinderten in die Gesellschaft gefordert werden.

3.1. Humangenetik – Von der eugenischen Zielsetzung zur medizinischen Orientierung

Der Erbkranke stößt heute auf ein durch neue wissenschaftliche Erkenntnisse und demokratische Strukturen geprägtes
Umfeld. Die rapiden Fortschritte in der Molekulargenetik, insbesondere die Entschlüsselung des genetischen Codes, welche die Identifizierung von krankheitsverursachenden Erbanlagen ermöglicht und die Rekombinationstechnik, die (therapeutische) Eingriffe in das menschliche Erbgut zuläßt, veränderten die Zielsetzung der Wissenschaft vom menschlichen Erbgut. Sie konstituierte sich als Humangenetik in der
Mitte des Jahrhunderts und trat zunächst in den Dienst der
Medizin, die sie bei der Aufklärung seltener genetischer Krankheiten zu unterstützen begann.

Durch den Modernisierungsschub während der Studentenbewegungen in den 60er und 70er Jahren wurden die Ziele der
Humangenetik – eine Wissenschaft, die den Menschen zum
Gegenstand hat – mehr und mehr in die öffentliche Diskussion gerückt. Die Humangenetik muß sich heute als eine für die
moderne demokratische Gesellschaft relevante Wissenschaft
darstellen, die sich von jeder eugenischen, d. h., auf Verbesserung der „Erbmasse" bzw. des „Genpools" gerichteten Zielsetzung befreit hat – wecken doch die Visionen und Verspre-
chungen der neuen Techniken immer wieder Erinnerungen an
die nationalsozialistische Vergangenheit. Sie muß belegen,

daß sie mit Hilfe der neuen Rekombinationstechniken nicht den „Menschen nach Maß" schaffen will.

Auch wenn der Paradigmenwechsel der Humangenetik von der Eugenik zur medizinischen Orientierung als vollzogen gilt, und diese Medikalisierung, d. h. der Einsatz zur Verminderung von Leid und Krankheit, im Konsens mit den Werten einer demokratischen Gesellschaft steht, so ist Wachsamkeit gegenüber den ständig ansteigenden Angeboten der Humangenetik an die Gesellschaft geboten. Die Veränderung des Krankheitsbegriffs eröffnet neue Möglichkeiten der Ausgrenzung und Diskriminierung von Behinderten und der Manipulierbarkeit des menschlichen Erbguts. Menschen mit einer Erbkrankheit sind in besonderer Weise aufgefordert, diese Entwicklung zu beobachten und in die gesellschaftliche Diskussion einzugreifen (s.a. Kapitel 3.3).

3.2. Patientenselbsthilfe – Vom „Patienten" zum „Akteur"

Eine neue Identität und Kompetenz
Neben dem Erkenntnisschub in den Naturwissenschaften und dem politischen Wandel messe ich auch dem gesellschaftlichen Wandel eine wichtige Rolle für das Selbstverständnis der Behinderten, insbesondere der an einer erblichen, zur Blindheit führenden Erkrankung leidenden bei. Die Patientenselbsthilfegruppen sind – wie die Bürgerinitiativen und Protestbewegungen – im Zuge der Studentenbewegungen in den 60er und 70er Jahren entstanden. Sie verbindet das Eintreten für eine humane Gesellschaft und den Protest gegen die Werte der Industriegesellschaft und die Übermacht des Staates, der allzu tief in das private Leben eingreift. Diese Entwicklung brachte mehr Mitbestimmung der Patienten an den Entscheidungen, die ihr Leben betreffen, und mehr Freiraum und Gestaltungsmöglichkeiten.

Die Patientenselbsthilfegruppen wollen die gegenseitige Unterstützung der Betroffenen bei der Bewältigung der mit der Krankheit verbundenen psychischen und sozialen Probleme mit der Nutzung neuer Forschungsergebnisse und sozialpolitischen Aufgaben in Einklang bringen. Der Patient, der bisher isoliert und unwissend die Rolle des fremdbestimmten Patienten einnehmen mußte, erfährt in einer Selbsthilfegruppe zum ersten Mal die Gemeinsamkeit mit anderen Betroffenen. Ihm eröffnen sich neue Aktionsmöglichkeiten und er erlangt ein neues Selbstbewußtsein. Die Pro Retina Deutschland e. V. – die Selbsthilfegruppe für Menschen, die an Netzhautschäden erblinden – wurde mit dem Ziel gegründet, die Suche nach neuen Therapiemöglichkeiten zu verstärken. Die Menschen mit einer Erbkrankheit suchen damit einen Ausweg aus der ihnen von altersher zugeschriebenen Randstellung und Stigmatisierung, der Passivität und Isolierung. Die Pro Retina Deutschland e. V. unterscheidet sich dadurch grundlegend von anderen Blindenorganisationen. Sie bietet Möglichkeiten der aktiven Forschungsförderung und der Beteiligung aktiver Mitglieder an der modernen biologischen und technologischen Forschung. Die Diskussion über die Grenzen dieser Forschung und ihre ethischen Implikationen sind für die Pro Retina Deutschland e. V. und alle Betroffenen von besonderem Interesse.

3.3. Zwischen Genomanie und genetischer Phobie

Ich möchte mit persönlichen Empfindungen aus dem Kreise Betroffener zu einigen Ergebnissen aus der Forschung beginnen.

Als vor mehr als zehn Jahren mit Hilfe der molekulargenetischen Techniken das erste Gen identifiziert wurde, das zu einer dominanten Form der RP führt, erfuhr ich, daß das älteste Mitglied einer seit vier Generationen von der Krankheit betroffenen Familie über die Nachricht Tränen der Freude vergossen habe. Im In- und Ausland hörte man euphorische, hoffnungsvolle Töne. Die Molekulargenetik wird von vielen

Betroffenen als eine entscheidende Hilfe für die Klärung der Ursachen ihrer Krankheit angesehen. Man hofft,daß mit Hilfe der Molekulargenetik eines Tages Therapiemöglichkeiten gefunden werden.

Die älteren RP-Betroffenen haben sicher noch im Gedächtnis, daß in ihrer Jugend der Verbreitung der Krankheit nur durch Verzicht auf Kinder Einhalt geboten werden konnte. Durch die Erkenntnisse der modernen Molekulargenetik, die heutzutage in der Lage ist, den biochemischen „Fehler" in der Erbsubstanz zu erkennen, werden bisher als untherapierbar geltende „Erbkrankheiten" in den Kreis der möglicherweise therapiefähigen Krankheiten gerückt. Die Identifizierung eines winzigen fehlerhaften Bausteines in der Erbsubstanz reduziert den „Defekt" des Menschen auf eine biochemische Fehlfunktion und nimmt den Erbkrankheiten damit den Nimbus des Mysteriösen und Schicksalhaften. Auch wenn sich die Hoffnung auf Linderung oder Therapie für die ältere Generation wohl nicht mehr erfüllen wird, hoffen die Betroffenen auf eine Heilungschance zumindest für die folgenden Generationen.

Wenn sich die ganze Hoffnung auf die Erklärbarkeit und Therapierbarkeit der Krankheit auf die Gentechnik richtet, setzt man aber auch auf eine Technik, die durch ihre diagnostischen Möglichkeiten (pränatale, prädiktive, präsymptomatische Diagnostik) neue Probleme – insbesondere neue Möglichkeiten der Selektion und Diskriminierung von Behinderten – schaffen kann.

Da die diagnostischen Möglichkeiten die therapeutischen weit übertreffen, werden immer mehr genetische Defekte diagnostiziert, ohne daß eine Therapie zur Verfügung steht. Gerade in der erweiterten Anwendung der pränatalen Diagnostik sehen Behindertenverbände jedoch eine Tendenz zur „Verhinderung von behindertem Leben" und eine subtile, aber sehr effektive Eugenik in neuem Gewand heraufziehen. So heißt es in einem Bericht der Enquêtekommission des Deutschen Bundestages (1987): „Schon die Erörterung der Möglichkeit, genetisch bedingte Behinderungen durch eine gezielte Abtreibungspraxis zu verhindern, könnte das mühsam erreichte Maß an Toleranz in unserer Gesellschaft Behinderten gegenüber wieder mindern. Eltern, die sich dafür entscheiden, daß ein behindertes Kind zur Welt kommt, könnten künftig unter einen verschärften Rechtfertigungsdruck geraten." (Enquêtekommission des Deutschen Bundestages 1987 S. 152)

Die Wachsamkeit von Behindertenverbänden und ihre Thematisierung dieser neuen „eugenischen" Gefahr gilt als wichtiges Regulativ bei der Frage nach der Sozialverträglichkeit des medizinischen und technischen Fortschritts. So fragen insbesondere Vertreter der Lebenshilfe e.V. nach dem gesellschaftlichen Nutzen und der Verantwortbarkeit, nach dem Preis, den diejenigen zahlen müssen, „die den genetischen ‚Normalitäts'-Normen und Perfektionskriterien nicht entsprechen", die „als Ungeborene selektiert und als Geborene diskriminiert werden (weil als „vermeidbar" eingestuft)" (NEUER. In: Bio- und Gentechnologie – Optionen für die Gesundheit. Bonn 1997, S. 51–78, S. 65).

Eine weitere Gefahr verbirgt sich in der Möglichkeit des Austausches von Genen. Den Möglichkeiten der somatischen Gentherapie stehen die Gefahren einer Manipulation des menschlichen Erbguts und des artenüberschreitenden Gentransfers gegenüber. Eine irreversible Manipulation des Erbguts, Chimärenbildung und die Klonierung des Menschen sind ein Horrorszenario, das Wirklichkeit werden könnte. „Prometheus im Labor", die Hybris des Menschen, der Gott ins Handwerk zu pfuschen gedenkt, sind Schlagworte, die den als Forschungsfreiheit deklarierten Mißbrauch beschreiben und Ausdruck der Angst vieler Menschen vor der Gentechnik sind.

Aus dem Wunsch nach körperlich gesunden Nachkommen könnte sich der Zwang zum „gesunden Kind" entwickeln. So eine Entwicklung könnte mit der vollständigen Planung des Nachwuchses enden und beinhaltet die Gefahr eines neuartigen, genetisch und medizinisch begründeten, Rassismus.

Wie alle Techniken ist auch die Gentechnik als solche nicht zu verwerfen, es kommt auf die Zweckbestimmung an. Aus der Geschichte des Nationalsozialismus wissen wir, daß die Verwendung wissenschaftlicher Erkenntnisse von der Zielsetzung der Gesellschaft abhängt. Wenn VERSCHUER (1941) hervorhebt, daß Adolf Hitler der erste „Staatsmann" war, der biologische Prinzipien in die Politik eingeführt hat, so stellt sich heute die Frage, ob er auch der „letzte" war .

Eine sinnvolle, effektive Nutzung der Gentechnik zum Wohle der Erbkranken bewegt sich zwischen dem Mißbrauch der diagnostischen Möglichkeiten der Genomanalyse einerseits und dem Mißbrauch der Gen-Manipulation andererseits wie das Schiff des Odysseus zwischen Skylla und Charybdis. Der Mensch mit einer genetischen Erkrankung, der die Möglichkeiten der Gentechnik für sich nutzen möchte, wird verunsichert, da ihm von einer Seite suggeriert wird, daß eine mögliche Hilfe durch die Molekulargenetik für wenige Erbkranke die Fülle der Mißbrauchsmöglichkeiten und Risiken für die gesamte Gesellschaft, ja für die Menschheit, nicht rechtfertige. Dem ist entgegenzuhalten, daß nach dem heutigen Kenntnisstand mutierte Gene, die zu Krankheiten oder Behinderungen führen können, in jedem Menschen und jeder Familie rezessiv vorhanden sind. Man kann deshalb nicht mehr von einer Minderheit Erbkranker sprechen. Folglich versuchen Menschen, die von manifesten genetischen Erkrankungen betroffen sind, Probleme zu lösen, die letztlich jeden betreffen können. So ist auch die allgemeine Festellung von MIETH zu verstehen, daß der Fortschritt, der im einzelnen zugunsten einer Meliorisierung des menschlichen Daseins möglich ist, auch im einzelnen zu befürworten sei. Richard v. Weizsäcker hat in seiner Rede vom Juni 1993 diesen Sachverhalt auf die Situation RP-Betroffener hin zugespitzt formuliert: „Wenn die Gentechnik irgendwann vererbbaren Krankheiten entgegenzutreten vermag, Menschen die Sehkraft zu erhalten, ist das ein Fortschritt, den wir den Betroffenen nicht vorenthalten dürfen." (WEIZSÄCKER, R. In: Pressemitteilung, 1993)

3.4. Es ist normal, verschieden zu sein

Ein weiteres Spannungsfeld, in dem sich der RP-Betroffene befindet, ist durch die Suche nach einer Therapie einerseits und die Akzeptanz der Behinderung andererseits gekennzeichnet, wobei es sich um die Akzeptanz der eigenen fortschreitenden Erblindung handelt, wie auch der Akzeptanz von Behinderung in der Gesellschaft. Es ist normal, daß ein junger Mensch, der als Sehender in einer Welt lebt, die für Sehende eingerichtet ist, seinen fortschreitenden Sehverlust als Krankheit empfindet und von Ärzten und der Wissenschaft Hilfe erwartet. Während des fortschreitenden Erblindungsprozesses hofft insbesondere der jüngere RP-Betroffene auf neue Forschungsergebnisse, die den Prozeß der Erblindung zum Stillstand bringen können. Schließlich schwindet nach einem langen Kampf gegen die Erblindung die Hoffnung. Raum für eine persönliche Akzeptanz der inzwischen eingetretenen Erblindung entsteht. Als Blinder hat der Erkrankte wieder eine feste Position in der Gesellschaft. Er bewertet seinen jahrzehntelangen Kampf um seinen Sehrest als vergeblich und empfindet die Suche nach Therapie und neuen Forschungsergebnissen nunmehr als überflüssige Ablenkung, ja Fehlinvestition bei der Suche nach einem neuen Selbstwertgefühl.

Als Mitglied eines Behindertenverbandes bemüht er sich um die Akzeptanz von Behinderung in der Gesellschaft. Die Sorge um Akzeptanz von Behinderung und die damit einhergehende Humanisierung der Gesellschaft ist ein Hauptanliegen der Behindertenverbände. Sie gehen davon aus, daß der Behinderte selbst von seinem Wert und seiner Gleichberechtigung überzeugt sein muß, um sie in der Gesellschaft zu vertreten. Da diese Überzeugungsarbeit gemeinsam mit anderen Behindertenverbänden effektiver geleistet weren kann, ist Solidarität zwischen den Behindertenverbänden gefordert.

Ein Behinderter, der ausschließlich auf die Forschung, insbesondere die zur Selektion tendierende Molekulargenetik, zur Verbesserung seiner persönlichen Situation setzt, betrachtet sich als einen reparaturbedürftigen, nicht vollwertigen Menschen. Er gefährdet außerdem die Ziele der Behindertenbewegung und scheint aus deren Solidargemeinschaft auszuscheren. Sein „egoistisches" Ziel kann von Vertretern anderer Behindertenverbände mit dem Spruch kommentiert werden: „Sankt Florian, zünd' mir das Haus des andern an".

Das Motto, das einem BAGH-Kongress im Jahre 1994 vorangestellt wurde – „Es ist normal, verschieden zu sein" – spiegelt die Zielsetzung der Behindertenverbände wider und ist unabhängig von der Zeit, der wissenschaftlichen Erkenntnis und dem kulturellem Hintergrund richtig. Es untersagt die Ausgrenzung von Menschen, auch derer mit verschiedener genetischer Ausstattung und hätte vor 60 Jahren, als ein totalitäres Regime jede Vielfalt gleichzuschalten suchte, ebenso Geltung haben müssen wie heute.

Zusammenfassung

Der Auslöser für diesen Beitrag waren meine persönliche Betroffenheit, meine eigenen Erfahrungen und meine „Patientenkarriere". Vom passiven, isolierten, von Tabus umgebenen „Patienten" wurde ich zum aktiven Mitglied einer Selbsthilfegruppe, das die eigenen Probleme lösen und gesellschaftliche Aufgaben übernehmen kann.

Ich bin heute skeptisch gegenüber wissenschaftlichen und gesellschaftlichen Theorien, da sie oft von nur begrenzter

Dauer sind und Vorurteilen und Ideologien mit ihren schwerwiegenden politischen Folgen Vorschub leisten. Dies wird am Beispiel des Übergangs von der Eugenik zur Euthanasie im Nationalsozialismus deutlich.

Die Auseinandersetzung mit Erbkrankheiten schließt für mich das Bemühen um eine kompetente und differenzierte Betrachtung der Humangenetik mit ihren Chancen und Risiken ein. Die Aufgabe von Betroffenen sehe ich in dem Eintreten für einen sinnvollen Einsatz der Molekulargenetik und dem Aufzeigen neuer Gefahren.

„Erbkrank" bedeutet für mich auch, zusammen mit anderen Behindertenverbänden die Akzeptanz von genetischer Pluralität als eine wichtige Maxime ethischen Handelns zu begreifen und in der Gesellschaft zu vertreten. Widerspricht doch die Verletzung dieser Maxime der Würde des Menschen und verhindert zudem eine humane Gesellschaft, die bereit ist, Toleranz gegenüber Minderheiten auszuüben.

Literatur

BENN, G.: Briefe an F. W. Oelze, Bd. 1. (Frankfurt/M. 1979)

HITLER, A.: Mein Kampf. 2. Bd. 1941 (Erstausgabe 1927), S. 279

OPITZ, J.: Die Genetisierung der westlichen Zivilisation: Segen oder Fluch? In: Medizinische Genetik 9, 1997

PROPPING, P.; SCHOTT, H. (Hrsg.): Wissenschaft auf Irrwegen. Biologismus – Rassenhygiene, Eugenik. (Bonn 1992)

RICHTER, G.: Blindheit und Eugenik (1918-1945). Freiburger Forschungen zur Medizingeschichte, Neue Folge Bd. 15. (Freiburg i. Breisgau 1986)

WEINGART, P.; KROLL, J.; BAYERTZ, K.: Rasse, Blut und Gene. Geschichte der Eugenik und Rassenhygiene in Deutschland. (Frankfurt/M. 1992)

Bio- und Gentechnologie – Optionen für die Zukunft. Dokumentation der Konferenz am 29. April 1997 in Bonn. Hrsg.

von der Friedrich-Ebert-Stiftung. (Bonn 1997) Enquêtekommission des Deutschen Bundestages 1987: Chancen
und Risiken der Gentechnologie.

Leben mit einer RP-betroffenen Frau –

Erfahrungsbericht eines Sehenden

Kurt Schulz

Ich möchte meine Gedanken zum Leben mit meiner von Retinitis pigmentosa betroffenen Frau mit meinen allerersten Begegnungen mit der Blindheit bzw. Sehbehinderung und der Angst davor beginnen. Schon als ganz kleiner Junge hörte ich von Eltern, Großeltern und anderen Verwandten, daß Blindheit das Schlimmste sei, was einem widerfahren könne. Das Sehen sei das Wichtigste überhaupt, und man müsse auf seine Augen besonders aufpassen. Dementsprechend panisch reagierte meine Großmutter auf einen Artikel in einer Illustrierten über den grünen Star und ihre Vorstellung, sie könne diese Krankheit haben. Die Panik meiner Großmutter ging so weit, daß sie mit dem Zug in die Stadt fuhr, um einen Augenarzt aufzusuchen. In ihrer Eile, der drohenden Erblindung zuvorzukommen, lief sie vor dem Bahnhof bei Rot über die Ampel und wurde von einem Lieferwagen überfahren.

Ich selbst mußte wegen Kurzsichtigkeit eine Brille tragen und empfand das insbesondere beim Sport und wegen der Hänseleien als sehr lästig. Blinde sah ich kaum, allenfalls gelegentlich am Arm einer sehenden Person dahertapernd, so daß ich immer hoffte, meine Kurzsichtigkeit möge sich um Himmels willen nicht extrem verschlechtern.

Im Medizinstudium lernte ich dann einiges über das Aussehen des Augenhintergrundes bei RP und ihre Vererbung, nichts aber darüber, wie es die Menschen, die allmählich immer mehr von ihrer Sehkraft einbüßen, mit dieser Prognose und ihrer Behinderung zurechtkommen.

Den ersten persönlichen Kontakt mit Retinitis pigmentosa bekam ich durch Eva, meine zukünftige Frau. Wir arbeiteten im psychiatrischen Krankenhaus in derselben Abteilung. Sie konnte damals tagsüber in bekannter Umgebung noch ohne Stock gehen und war deshalb für mich nicht sofort als blind oder stark sehbehindert zu erkennen. Ich erfuhr davon erst, als ich einen Kollegen fragte, ob er mir sagen könne, warum sie bei der Sitzplatzsuche in der Cafeteria so unsicher herumfuchtele. Weshalb habe ich sie eigentlich nicht selbst gefragt? Inzwischen sind wir verheiratet, haben zusammen eine psychotherapeutische Praxis, und Evas Restsehvermögen ist annähernd verschwunden. In den Jahren unseres Zusammenseins lernte ich eine Menge über RP, Sehbehinderung, Blindheit und die damit verbundenen Notwendigkeiten, Schwierigkeiten und Möglichkeiten. Davon möchte ich nun erzählen.

Meine größten Schwierigkeiten wurden die Vorurteile und Klischees meiner Umgebung. Beispielsweise hieß es in meiner Familie: „So eine kann man doch nicht heiraten!" Über den Hintergrund dieser Aussage habe ich diverse Spekulationen angestellt, die mir schmerzhaft klar machten, wie tief Vorurteile, die in der Zeit des Nationalsozialismus zur Ideologie vom gesunden Volkskörper hochstilisiert worden waren, immer noch sitzen. Auch mußte ich mir anhören, ich brauche doch „eine Frau, die den Dreck sieht" (mit Betonung auf „sieht"). Daß wir uns liebten und zusammen leben wollten und ich eine Partnerin und keine Haushälterin suchte, konnte nur ein Cousin nachvollziehen. Der Rest der Familie sah Eva wohl als eine Schande für die Familie und als eine Last an, die ich mir nicht aufhalsen sollte. Aus dem Kollegenkreis kamen ähnliche Vorurteile, wenn auch intellektuell verbrämt. Da hieß es, meine Partnerwahl müsse wohl mit meiner neurotischen Struktur zusammenhängen oder sei meinem nicht bearbeiteten Helfersyndrom zuzuschreiben. Auch scheint sich insbesondere bei Psychoanalytikern die inzwischen längst überholte Ansicht hartnäckig zu halten, daß spezielle Behinderungen auch mit der entsprechenden Charakterstruktur und Psychodynamik verknüpft sein müssen nach dem Motto: „Was will Ihre Frau nicht sehen?"

Ich kann mir vorstellen, daß viele Partner von blinden oder sehbehinderten Menschen über ähnliche Erfahrungen berichten können. In der Tradition unserer Gesellschaft gilt Behinderung offensichtlich immer noch als etwas, worüber man nicht spricht und wovon man sich tunlichst fernzuhalten hat – es sei denn, um die eigene Mildtätigkeit herauszustreichen. Eine Partnerschaft mit einem sehbehinderten oder blinden Menschen ist für viele nicht vorstellbar und wird sehr einseitig als Belastung für den Sehenden wahrgenommen. Die Verbindung wird gerne auf die ungleiche Verteilung der gemeinsamen Aufgaben und die Notwendigkeit der Fürsorge für den behinderten Partner reduziert.

Das kann recht eigentümliche Auswirkungen haben. So bekam ich einmal von einer älteren Patientin, die sich von mir wegen der Überweisung an einen Kollegen zurückgewiesen fühlte, einen Brief etwa des Inhalts, daß sie meine Haltung verstehen könne, seit sie wisse, daß ich ja nun eine so schwere Lebensaufgabe habe und mich um eine blinde Frau kümmern müsse. Das Wort „Lebensaufgabe" scheint in so einem Zusammenhang dann oft wirklich zu bedeuten, daß ein Mensch, der mit einer blinden Person eine Partnerschaft eingeht, sein eigenes Leben aufgibt.

Umgekehrt sehen aber auch Blinde gelegentlich ihren sehenden Partner als grenzenlos belastbar an. Als auf einer Tagung von Sehbehinderten und Blinden eine sehende Ehefrau eines Teilnehmers zunehmend damit konfrontiert war, die gesamte Tafelrunde bedienen zu müssen und dies jemand kritisch anmerkte, hieß es: „Die soll froh sein, die kann kucken."

Aus Erzählungen weiß ich, daß es nicht nur für die RP-Betroffenen ein großes Problem sein kann, sich öffentlich als sehbehindert zu zeigen, gerne ausgeübte Tätigkeiten wie Rad- oder gar Autofahren aufzugeben und statt dessen mit dem Langstock oder dem Führhund aufzutreten. Gerade das Übergreifen der Stigmatisierung auf die Lebensgefährten ist vielleicht der Grund dafür, daß auch diese sich des Bekanntwerdens der Behinderung schämen und verlangen, daß ihr Partner wenigstens in ihrer Gegenwart auf eine sichtbare Kennzeichnung verzichte. Ich habe hier andere Vorlieben. Mir ist es z. B. lieber, wenn ich meine Frau irgendwo hindurchlotse, sei es ein Geschäft, ein Restaurant oder sonst eine Menschenansammlung, und die Leute sie als blind erkennen, als daß sie vermuten, sie bewege sich wegen eines erhöhten Alkoholspiegels so unsicher.

Eine Definition von der Integration Blinder in die Gesellschaft, wie sie ein Mobilitätstrainer des Bayerischen Blindenbundes beschrieben hat, konnte ich nur mit Kopfschütteln zur Kenntnis nehmen: Ein Blinder sei dann integriert, wenn er im Fußballstadion „Tor" mit den anderen schreien könne, und keiner merke, daß er blind sei.

Meine persönlichen Schwierigkeiten mit Evas Erblindung waren ganz anderer Natur. Sehr große Mühe hatte ich mit der Vorstellung, wie es mir gehen würde, wenn sie mich einmal nicht mehr anschauen, den Blickkontakt nicht mehr würde halten können. Ich mußte immer wieder die Erfahrung machen, daß Eva mich wahrnahm, auch wenn sie mich nicht anschauen konnte, und daß es wohl einfach meine Angst des Übersehenwerdens war, die mir zu schaffen machte.

Eine weitere Schwierigkeit ist für mich, daß ich bis heute nicht genau einschätzen kann, was Eva sieht oder anderweitig mitbekommt und was nicht. Plötzlich kann sie mir ein KFZ-Kennzeichen vorlesen, übersieht aber einen Baum, gegen den sie zu laufen droht. Neidlos muß ich zugeben, daß „D. J.", ihr Führhund, mir in mancherlei Hinsicht deutlich überlegen ist, was das Aufpassen angeht. Eva sieht in fremder Umgebung praktisch nichts mehr, kann sich kein Bild mehr von ihr machen, aber zu Hause geht es ihrer Meinung nach noch ganz gut – da scheint doch das Gehirn einiges zu ergänzen. So beschrieb sie mir neulich ein an der Wand hängendes Foto, das sie gut kennt, und deutete dabei auf ein ganz anderes, das an der vermuteten Stelle hängt. Solche Begebenheiten machen mich traurig und unsicher. Es ist nicht so einfach, aufrichtig zu bleiben und zu sagen: „Das Bild, das du mir beschreibst, hängt daneben." Schließlich könnte ich ja den Mund halten oder auch einfach nur davon fasziniert sein, wie das menschliche Gehirn funktioniert und Bilder hervorruft, die wir zu sehen glauben.

Zum Thema „Faszination" gibt es in dem Theaterstück „Molly Sweeny" des irischen Autors Brian Friel hervorragende Stellen. Friel stellt sehr eindringlich dar, wie weit es kommen kann, wenn es nicht mehr um den Menschen mit einer bestimmten Behinderung, sondern um die eigenen Interessen und Machtbedürfnisse geht und die Beziehungen der beteiligten Personen auf der Strecke bleibt.

Einfach ist es nicht, den Prozeß des zunehmenden Sehverlustes mit zu tragen, denn es tut sehr weh, immer wieder feststellen zu müssen, daß wieder etwas nicht mehr geht, was bislang noch funktioniert hat.

Auch der Alltag mit einer/m blinden oder fast blinden Partner/in ist nicht immer leicht. Ich meine damit nicht, daß ich mehr im Haushalt machen müßte. Eher habe ich das Problem, daß ich als Sehender mir nicht angewöhnen kann, die von uns beiden gebrauchten Gegenstände, wie z. B. das Salzfäßchen, immer wieder an den gleichen Ort zu stellen, also meine blinde Partnerin nicht zusätzlich zu behindern. Dafür profitiere ich aber von Evas zwangsweise hervorragendem Gedächtnis, wenn es um das Auffinden von Dingen im Haushalt oder um das Suchen von Telefonnummern geht.

Was mir keine Probleme bereitet, ist – entgegen den Vorurteilen meiner Umgebung – die Freizeitgestaltung. Ich bin immer schon sehr gerne Rad gefahren. Die jetzt notwendige Umstellung auf ein Tandem hat meiner Begeisterung neuen Aufschwung gebracht. Man kann sich durch die Nähe zueinander während der ganzen Fahrt unterhalten und muß nicht ständig zum Ausweichen hintereinander einscheren. Außerdem bekommt man zu zweit auf einem Gefährt auch eine viel höhere Reisegeschwindigkeit, Steigungen sind plötzlich kein Thema mehr. Schwimmen wird zu einem kommunikativen Erlebnis, weil es notwendig ist, in der Nähe zu bleiben und gelegentlich durch Zuruf die Orientierung herzustellen. Bergwandern ist und bleibt schön – und wird auch weniger gefährlich, weil wir sinnvollerweise auf Felswände verzichten. Zusammen musizieren macht auch nicht weniger Spaß als mit Sehenden, auch wenn Eva ihre Stimme auswendig lernen muß, und wir nicht einfach irgendwelche neuen Noten auflegen und drauflos spielen können. Bücher, die uns beide interessieren, lese ich vor, so können wir uns gleich über sie austauschen.

Natürlich gibt es – wie bei anderen Paaren auch – manchmal unterschiedliche Bedürfnisse. Da ist es dann schon notwendig, Arrangements zu treffen, die jedem seinen Freiraum lassen. Schließlich will ich als Sehender nicht unbedingt meine Hobbies und Vorlieben aufgeben oder ganz und gar auf die Erfüllung meiner persönlichen Bedürfnisse verzichten – und nicht bei allen Paaren kommen so viele Beschäftigungen zur Deckung wie bei uns. Es besteht dann die Gefahr, sich einzuschränken, um den andern nicht zu verletzen oder allein zu lassen – mit der Folge, seinerseits auch dem Partner nicht mehr alles zugestehen zu wollen. Ich tue mich beispielsweise schwer, mit Evas Traurigkeit umzugehen, wenn ich eine Ausstellung besuche und sie das auch gerne erleben möchte, aber nicht wirklich etwas davon hat.

Auch wird oft vorschnell von Bekannten die Meinung vertreten, wenn ich aus Rücksicht auf meine Frau einmal nicht ein von mir bevorzugtes Programm verfolge, sondern zurückstehe, sei dies der Behinderung zuzuschreiben. Diese Betrachtungsweise berücksichtigt nicht, daß auch in umgekehrter Richtung Verzichte stattfinden und gegenseitige Absprachen über Vorhaben in jeder Partnerschaft selbstverständlich sein sollten.

Auf einer tieferen Ebene hat Evas Blindheit mir auch völlig neue Einsichten eröffnet. So konnte ich vor allem meine Hektik und Machermentalität überdenken. Ich hätte jetzt zusätzlich auch noch Evas Blindheit „managen" können – bin mir allerdings sicher, daß sie das gar nicht mit sich hätte machen lassen. Mir wurde es möglich, langsamer zu werden, mehr Aufmerksamkeit auf die wesentlichen Dinge des Lebens zu richten und meinen Blutdruck wieder auf Normalwerte herunterzuregeln.

Zum Thema des „Managers" gehört wohl auch das Problem der Intimsphäre. So kann ich alles – auch Post – offen herumliegen lassen, denn Eva kann sie nicht lesen. Umgekehrt bin ich aber derjenige, der ihr die Post vorliest. Das wird rasch zu so einer Selbstverständlichkeit, daß ich oft routinemäßig alles Herumliegende überfliege und so auch manchmal Briefe lese, die vielleicht nicht für mich bestimmt sind.

Noch einige Anmerkungen zum Thema Selbständigkeit: Eine große Erleichterung hat D.J., Evas Führhund, gebracht, und ich kann mir das „Leben vor dem Hund" schon nicht mehr vorstellen. Eva kann wieder Besorgungen machen, findet Geschäfte, Post, Friseur etc. alleine und wir haben so die alltäglichen Aufgaben schneller hinter uns. Das entlastet mich und macht Eva unabhängiger. Wenn wir wandern und D.J. nicht gerade Freilauf hat, kann ich wieder die Gegend anschauen, statt den Weg vor ihren Füßen und die nächsten Hindernisse beachten zu müssen. Den schon von anderen Paaren gehörten Satz: „Zu was brauche ich einen Hund, ich habe doch eine Frau (seltener: einen Mann)" kann ich nicht nachvollziehen. Ich glaube, solche Aussagen zeigen Abhängigkeitsbedürfnisse auf beiden Seiten. Sehr befremdet hat mich auch die Ablehnung einer sehenden Frau gegenüber dem Führhund ihres Mannes „der herumliegenden Hundehaare wegen". Ich habe den Verdacht, daß diese Frau eher Angst vor einer zu großen Selbständigkeit ihres Mannes hat und Verlustängste entwickelt.

Wie Selbständigkeit verhindert wird, konnte ich auf einem Treffen des Blindenbundes studieren: Da wurden von Leuten, die überall in Sachen Blindenpolitik herumreisen, große Reden geschwungen. Beim Essen ließen sie sich dann das Schnitzel von der Partnerin schneiden, und die Herrentoilette stank so nach Urin, daß ich sie nicht mehr betreten konnte, weil die männliche Ehre der turboblinden Herren es nicht zuließ, sich hinzusetzen oder sich helfen zu lassen. „Selbständigkeit" kann eben recht verschieden ausgelegt werden. Mir fiel dabei auch auf, daß manche der sehenden Partner blinder oder sehbehinderter Funktionäre recht verhärmt und in ihrer Entfaltung deutlich eingeschränkt wirkten. Sie scheinen ganz in der Rolle der Dienenden aufzugehen und sich zurückzunehmen, üben durch moralischen Druck aber (unbewußt) eine gewaltige Macht aus.

Evas zunehmende Erblindung stellt im Gegensatz dazu erhebliche Anforderungen an meine eigene Selbständigkeit. Beim Kleiderkauf etwa kann ich mich nicht auf den guten Geschmack meiner Frau verlassen, sondern muß im Gegenteil ihr beim Aussuchen helfen und für mich alleine entscheiden – ein Beispiel für viele Situationen.

Viele Rollenklischees, die nur bei oberflächlicher Betrachtung mit der Behinderung eines Partners zu tun haben, müssen noch überwunden werden. Nicht nur der behinderte Partner ist also aufgerufen, selbständig zu bleiben oder zu werden. Das gleiche gilt auch für den Nichtbehinderten, der gerne seine eigene Unselbständigkeit dem anderen in die Schuhe schiebt, und für den es einfacher ist, Fleisch für seinen Ehepartner oder Freund zu schneiden, als sich Gedanken über die eigenen Bedürfnisse und Ängste zu machen.

Dabei ist der Erblindungsprozeß bei RP eine besonders schwierige Herausforderung. Schließlich ist – vor allem wenn zu Beginn der Partnerschaft noch ein recht gutes Sehvermögen vorhanden ist – oft jahrelange Anpassung beider Partner an sich ständig verändernde Bedingungen erforderlich. Sehr leicht kann sich dabei das anfangs vielleicht noch ausgewogene Verhältnis zwischen beiden immer mehr verschieben. Auch ist es noch weniger als in Verbindungen von zwei nichtbehinderten Menschen von Beginn an klar, worauf beide sich einlassen. Möglicherweise verdrängen beide gemeinschaftlich die Möglichkeit eines späteren teilweisen oder vollständigen Sehverlustes.

Ein ganz anderes Kapitel ist das Auftreten in der Öffentlichkeit. Ich bin durch meine frühere Tätigkeit an unserem Wohnort recht bekannt und werde vielfach auch von Leuten gegrüßt, die ich nicht sofort einordnen kann. Wenn Eva dabei ist, wird sie als Blinde oft nicht einbezogen und die Leute grüßen nur mich. Auch fragen mich Kellner oft nach den Wünschen meiner Frau – aber das ist wohl ein allen geläufiges Kapitel über die soziale Kompetenz unserer Mitbürger.

Das sind einige meiner Erfahrungen mit RP und einige Gedanken, die ich mir im Laufe der Zeit zu Blindheit und Erblindung gemacht habe. Ich kann und will nicht behaupten, daß ich alle Probleme für mich gelöst hätte, aber eines darf ich schon sagen: Mein Leben ist durch Evas Behinderung nicht ärmer, sondern anders geworden. Oft hat sie mir die Augen für mich selbst und meine Sicht der Welt geöffnet.

Die Drachen besiegen –
Angst und ihre Bewältigung

Wolfgang P. Rehmert

Die Pro Retina Deutschland e. V. hat es sich seit über 20 Jahren als Selbsthilfeorganisation zur Aufgabe gemacht, die Erforschung der Ursachen degenerativer Netzhauterkrankungen wie der Retinitis pigmentosa und der Makula-Degeneration zu fördern und den betroffenen Personenkreis in sozialer Hinsicht zu unterstützen. Wie der Untertitel der Organisation „Vereinigung zur Verhütung von Blindheit" bereits anzeigt, stand und steht bei den Aktivitäten der Pro Retina Deutschland e. V. im Vordergrund, eine Therapie zu finden, die den Prozeß der Netzhautdegeneration entweder entscheidend verlangsamt bzw. zum Stillstand bringt oder diesen aufgrund rechtzeitigen Erkennens der Erbkrankheit gar nicht erst entstehen läßt.

Neben dieser zentralen Aufgabe informiert Pro Retina Deutschland e. V. über technische Hilfsmittel für Blinde und Sehbehinderte und berät in sozialen Fragen wie beruflicher Förderung, beim Blindengeld und bei der Rente.

In den vergangenen Jahren wurde deutlich, daß der Aspekt der Hilfe bei der psychischen Bewältigung der Krankheitsbilder in der Arbeit der Pro Retina Deutschland e. V. nicht ausreichend berücksichtigt worden war. 1997 richteten wir deshalb eine psychologische Beratung per Telefon ein, und Anfang 1998 konstituierte sich der Arbeitskreis Psychologie der Pro Retina Deutschland e. V.

Im folgenden werde ich mich auf meine Erfahrungen als telefonischer Ansprechpartner und meine Praxis als Psychotherapeut von Späterblindeten und Sehbehinderten beziehen.

Ich stelle hier den Aspekt der Angst in den Mittelpunkt, der Angst der Patienten vor dem völligen Erblinden und ihre Ratlosigkeit, „wie es weitergehen soll." So sagte mir eine 35jährige Patientin, deren Sehnerv durch einen Tumor soweit geschädigt war, daß sie nur noch über ein Sehvermögen von zehn Prozent verfügte und eine weitere Verschlechterung zu erwarten war: „Lieber an Krebs sterben als mit Blindheit leben." Typisch auch die Aussage eines 38jährigen Patienten, dessen Retinitis pigmentosa in ein Stadium zu treten begann, in dem er seine Sehbehinderung nicht mehr würde verbergen können: „Soll ich etwa für den Rest meines Lebens nicht mehr arbeiten können? Und was ist mit meinem Freundes- und Bekanntenkreis? Die behandeln mich in letzter Zeit so seltsam."

Kurz gesagt: Blindheit ist – in der Vorstellung vieler Menschen – das größte anzunehmende Unglück im Leben.

Um die Angst überwinden zu können, müssen zunächst ihre Ursachen untersucht werden. Die Reaktion von Menschen gegenüber Situationen, aktuellen sowohl als auch antizipierten, resultieren aus dem Interaktionsprozeß zweier Ebenen. Einerseits schätzt das Individuum die Situation im Hinblick auf seine Ziele ein (die Situation ist förderlich, hinderlich oder neutral gegenüber seinen Zielen), andererseits wird versucht, sich hinsichtlich der Bewältigung mit der Situation in Beziehung zu setzen.

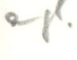 Im Sinne des hier kurz dargestellten Prozesses, der vor allem von Richard LAZARUS erarbeitet wurde, entsteht Angst dann, wenn

a) ein aktuelles oder gedanklich vorweggenommenes Ereignis den Zielen einer Person entgegensteht und
b) die Person über keine Bewältigungsstrategie(n) verfügt.

Eine von einer degenerativen Netzhauterkrankung betroffene Person erlebt, daß ihre Ziele gefährdet bzw. diese nach und nach nicht mehr erreichbar sind. Solche Ziele können sein: uneingeschränkte Mobilität, die Arbeit in einem selbstgewählten Beruf, Informationsfreiheit oder Attraktivität für das andere Geschlecht, Unabhängigkeit und die Möglichkeit zur uneingeschränkten Welterfahrung (orientiert an nichtbehinderten Menschen). In der Tat wird die bisherige Lebensführung durch die Erkrankung in (fast) jeder Hinsicht verändert oder doch zumindest in Frage gestellt. Autofahren wird unmöglich, eine Umschulung wird nötig, Beziehungen scheitern, Lesen wird schwierig oder ganz unmöglich und vieles mehr. Manche Patienten beschreiben diese Lebenssituation so: „Alles ist wie abgebrochen, alles ist leer, und ich weiß nicht mehr weiter."

In dieser Phase ein Beratungsgespräch mit dem Ziel der Akzeptanz eines als sinn- und perspektivlos erlebten Zustands zu führen, ist kaum sinnvoll. Zunächst kommt es darauf an, daß der Patient seine Ziele kritisch daraufhin hinterfragt, inwieweit sie tatsächlich unerreichbar geworden sind oder ob sie – mit Abstrichen – aufrechterhalten werden können.

Nehmen wir als Beispiel die Mobilität. Kein Blinder oder Sehbehinderter ist dazu verdammt, sich ständig in der Wohnung aufzuhalten. Die Verwendung des Langstocks oder die Anschaffung eines Blindenführhundes, verbunden mit einem individuell abgestimmten Mobilitätstraining, können die Möglichkeiten entscheidend erweitern. Daß Sehbehinderte mit dem Weißen Stock ihre eigenen Probleme haben, darüber ist weiter unten zu sprechen.

Es lassen sich zwei Arten von Zielen unterscheiden:
1. Ziele, die mittels Training und/oder Hilfsmitteln, unter Umständen mit Einschränkungen, weiterhin erreichbar sind.
2. Ziele, die tatsächlich aufgegeben und durch neue, realistische ersetzt werden müssen.

Diese Neuorientierung sollten die Betroffenen besser nicht allein „im stillen Kämmerlein" vornehmen (die Gefahr der Selbsttäuschung wird oft unterschätzt). Besser ist die professionelle psychologische Beratung oder auch das sogenannte „Peer Counseling", das von gleich oder ähnlich betroffenen Beratern durchgeführt wird.

In diesem Zusammenhang möchte ich auf ein Problem hinweisen, das paradoxerweise durch die Bemühungen, degenerative Netzhauterkrankungen zum Stillstand zu bringen oder gar reversibel zu machen, entstehen kann:

Durch Veröffentlichungen seriöser wie weniger seriöser Art, eine Therapie für Netzhautdegenerationen sei gefunden oder stehe kurz bevor (in den letzten zehn Jahren hat sich noch jede dieser Meldungen als falsch oder doch weniger spektakulär herausgestellt), wird bei einem Teil der Betroffenen der Eindruck erweckt, es handele sich bei ihrer Krankheit möglicherweise doch nur um einen vorübergehenden Zustand. Stellt sich die jeweilige „Therapie" dann als doch nicht so erfolgreich heraus, dauert es nicht lange, bis eine neue zum Hoffnungsträger wird. Dies hemmt den Neuorientierungsprozeß insofern, als seine Notwendigkeit nicht erkannt wird und die Patienten im Zustand des Abwartens verharren. Ich behaupte aber, daß es in absehbarer Zeit (sagen wir: in zehn Jahren, um eine Zahl zu nennen) keine Therapie geben wird, die aus uns wieder normalsichtige Menschen macht. Wir Betroffene müssen darauf achten, daß solche Meldungen nicht unsere Motivation für eine Neuorientierung hemmen. Außerdem sind die Medien – auch die Publikationen der Behindertenorganisationen – aufgefordert, so realistisch und zurückhaltend und so verantwortungsvoll wie möglich zu berichten.

Nehmen wir also an, ein Patient habe sich mit Hilfe psychologischen Beistands mit seinen bewußten und unbewußten Zielen auseinandergesetzt, sich von alten, nicht mehr erreichbaren verabschiedet oder diese realistisch modifiziert und/oder mögliche neue definiert. Er wird trotzdem häufig feststellen, daß er nicht oder nicht ausreichend über Kenntnisse und Fähigkeiten verfügt, seine Ziele auch als Sehbehinderter zu verfolgen und häufig Blockaden spüren, die ihn hindern, trotz eigener Einsicht angemessen zu handeln.

Ein Beispiel, das immer wieder vorkommt: Viele Sehbehinderte mit verwertbarem Sehrest setzen sich permanentem Streß aus und aktivieren eine Menge psychischer Energie, um ihre Sehbehinderung vor anderen zu verbergen. Sie verweigern den Gebrauch des Langstocks, der sie zwar schützen, aber auch „verraten" würde, und sind äußerst kreativ im Erfinden von Ausreden, die ihre Sehschwäche als „normal" erscheinen lassen sollen, etwa: „Leider habe ich meine Brille vergessen."

Manchmal ist es auch unfreiwillig komisch. So klagte mir einmal ein von Retinitis pigmentosa Betroffener darüber, daß er häufig stolpere, sich stoße und immer wieder mit „rücksichtslosen" Passanten unsanft zusammentreffe. Auf meine Frage, ob er den Weißen Stock verwende, sagte er: „Den Stock brauche ich noch nicht, ich bin ja nicht blind!"

Verständlich ist dieses Verhalten schon. Einerseits begreifen die Sehbehinderten sich keineswegs als blind, haben sie doch visuellen Kontakt mit ihrer Umwelt, können sich räumlich orientieren und unter Umständen sogar lesen. Andererseits kennen sie die Diskriminierung von Blinden (und anderen Behinderten), haben dies womöglich selbst in der Zeit, als sie noch nicht relevant behindert waren, internalisiert und diskriminieren sich jetzt sozusagen selbst. Aber: Nur wenn die inneren Hindernisse überwunden werden, ist die Bewältigung der Probleme, das Erreichen der eigenen Ziele möglich. Was wäre zu tun? Was könnte man Betroffenen raten? Albert ELLIS, der Begründer der rational-emotiven Therapie, war als Student ein sehr schüchterner Mensch, der Schwierigkeiten hatte, Kontakt zum anderen Geschlecht aufzunehmen. So traf er mit sich selbst die Abmachung, daß er sich für eine gewisse Zeit bei jedem Spaziergang im Park zu jedem Mädchen, das allein auf einer Bank saß, setzen und ein Gespräch anfangen würde. So lernte er in kurzer Zeit über hundert Frauen kennen, und es kam bei seinen Annäherungsversuchen kein einziges Mal zu der Katastrophe, die er insgeheim befürchtet hatte. Keine Frau schlug ihn, berichtete ELLIS, keine rief nach der Polizei. Vielmehr hatte er eine ganze Reihe netter Gespräche, nur wenige Frauen standen auf und gingen. Und nebenbei hatte er die Angst vor dem Ansprechen von Frauen verloren.

ELLIS überwand auch seine Hemmung öffentlich zu sprechen, indem er jede Gelegenheit wahrnahm, dies zu tun.

Also: Wenn Sie Widerstände haben, mit dem Langstock zu gehen, obwohl Sie wissen, daß es gut für Sie wäre, dann gehen Sie so oft wie möglich mit dem Stock nach draußen! Wenn Sie Schwierigkeiten haben zu sagen: „Ich bin sehbehindert, können Sie mir bitte helfen?", dann sagen Sie bei jeder Gelegenheit: „Ich bin sehbehindert, können Sie mir bitte helfen?" Kurz: Machen Sie mindestens einmal täglich genau das, wovor Sie am meisten Angst haben bzw. das, was Ihnen am unangenehmsten ist oder eine in Ihrer Vorstellung peinliche Situation sein könnte. Verstehen Sie dies als eine Abmachung mit sich selbst, mit der Sie herausfinden wollen, ob Ihr „Katastrophieren" berechtigt oder unberechtigt ist.

Ihr Leben wird um vieles leichter, und Sie werden sich den wirklichen Problemen besser widmen können.

Zugegeben, es klingt etwas einfach, aber so einfach ist es nicht. Trotzdem haben viele Menschen genau auf diese Weise ihre Ängste überwunden.

Ich glaube, Rilke schrieb einmal: „Unsere Ängste sind die Drachen, die unsere wertvollsten Schätze bewachen."

Überwinden Sie ihre Ängste, um in den Besitz der Schätze Mobilität und Selbstbestimmung zu gelangen!

Zum Schluß noch einige persönliche Anmerkungen:

Viele von fortschreitender Sehbehinderung betroffene Menschen geraten in eine elementare Sinnkrise geraten. Erblindung bedeutet für sie, daß alles, was ihrem Leben bisher Sinn gab oder doch wenigstens zu geben schien, nicht mehr möglich ist und das Leben selbst keinen Sinn mehr hat.

Die Frage nach der Sinnhaftigkeit des Lebens habe ich mit einem plötzlich erblindeten Patienten wie folgt praktisch erarbeitet:

Wir wissen, daß sich das Leben in ständiger Auseinandersetzung mit der Umwelt, oft mit zunächst ganz lebensfeindlichen Umwelten, entwickelt hat. Erfolgreich waren die Lebensformen, die sich der jeweiligen Situation am besten anpassen konnten. Diesen Prozeß nennt man Evolution.

Das menschliche Leben entspricht in gewisser Weise der Evolution. Es treten immer wieder, nahezu täglich, neue Anforderungen an uns heran, die hier und jetzt gemeistert werden wollen.

Indem wir uns also den täglichen Mühseligkeiten und Problemen – und davon haben wir Sehbehinderten sicher mehr als andere Menschen – bewußt aussetzen,reihen wir uns als Individuen erfolgreich in den großen, unendlichen Strom des Lebens – mit vorläufig unbekanntem Ziel – ein.

Bewältigung ist in diesem Sinne ein offener Prozeß. Wir werden kaum an einen Punkt kommen, an dem wir sagen könnten, wir seien „fertig". Die Herausforderungen annehmen, uns selbst zuzugestehen, immer wieder einmal scheitern zu dürfen, aber auch immer wieder erfolgreich zu sein, das heißt „Bewältigung".

Um es mit den Worten eines Liedes von Hans Dieter Hüsch zu sagen:

„Wir haben Angst und müssen mutig sein."

Literatur

ELLIS, A.: Die rational-emotive Therapie. (5. Aufl., München 1993)

ELLIS, A. u. a.: Praxis der rational-emotiven Therapie. (Weinheim 1995)

ELLIS, A.: Training der Gefühle. (Landsberg 1988)

LAZARUS, R.: Emotion and Adaptation. (London 1991)

TESCH-RÖMER, C. u. a.: Psychologie der Bewältigung (Weinheim 1997)

TSCHAMPER, I.: Belastung und Bewältigung bei einer progredienten Sehschädigung. Darstellung am Beispiel der Retinitis pigmentosa. (St. Gallen 1997)

Augenblick – Überlegungen zur psychosozialen Beratung von Sehbehinderten

Sonja Baus

Anblick – ein paar Worte zur Einleitung

Die Idee zu diesem Text entstand vor ca. zwei Jahren. Ich wurde vom Deutschen Blinden- und Sehbehindertenverband – damals noch Deutscher Blindenverband – eingeladen, bei einem Seminar für die Sehbehindertenbeauftragten der Landesverbände ein Referat über „psychische Probleme von Sehbehinderten" zu halten. Um das Ganze nicht zu „problembeladen" werden zu lassen und auch, um sehbehinderte Menschen nicht nur auf ihre Schwierigkeiten zu reduzieren, beschloß ich, meinen Vortrag weiter zu fassen.

Das facettenreiche Thema begleitet mich aufgrund meiner eigenen Sehbehinderung schon mein ganzes Leben. Meine Ausbildung zur Sozialpädagogin und Gesprächstherapeutin sowie meine langjährige Tätigkeit im „Deutschen Verein der Blinden und Sehbehinderten in Studium und Beruf" und der „Würzburger Selbsthilfegruppe für Sehbehinderte" haben schließlich dazu geführt, mich mehr mit der psychologischen Seite von Sehbehinderung zu beschäftigen.

Die Augen – und damit das Sehen und alles, was damit zusammenhängt – gewinnen in unserer Informationsgesellschaft immer mehr an Bedeutung. Zirka achtzig Prozent aller Sinneseindrücke werden über die Augen wahrgenommen. Immer mehr visuelles Material muß von den Augen aufgenommen und verarbeitet werden. Die Augen werden zwangsläufig stärker gefordert und häufig auch überfordert. Die Folge sind in zunehmendem Maße Sehbeeinträchtigungen und Sehstörungen. Die traditionelle Augenmedizin begegnet Sehbehinderungen fast ausschließlich mit korrigierenden Maßnahmen wie Brillen, Kontaktlinsen und ähnlichen Hilfsmitteln. Auch andere technische Lösungen wie Laser und Elektronik bis hin zu erhofften gentechnischen Möglichkeiten werden therapeutisch eingesetzt. Diese einseitig auf das Organ Auge ausgerichtete Sichtweise läßt jedoch andere wichtige Aspekte weitgehend außer acht:

– Wie erleben die Betroffenen die Sehbehinderung, und wie gehen sie mit ihr um?
– Welche Probleme können im Alltag und im sozialen Umfeld entstehen, und wie kann ihnen begegnet werden?
– Welche Faktoren können bei der Entstehung einer Sehbehinderung noch maßgebend sein, und wie sieht die Auseinandersetzung mit der Behinderung aus?
– Worauf kommt es bei der Beratung sehbehinderter Menschen an?
– Welche Besonderheiten ergeben sich, wenn die Beraterinnen und Berater selbst blind oder sehbehindert sind?

Ich möchte Sie als LeserInnen einladen, einen Augenblick innezuhalten und mit mir gemeinsam diese Frage aus verschiedenen Blickwinkeln zu betrachten.

Einblick – Probleme Sehbehinderter

Zunächst einige Fakten und Zahlen zur Feststellung einer Sehbehinderung: Bei der augenärztlichen Untersuchung wird der Grad der Sehbehinderung durch Messung des Visus (Sehschärfe) und/oder durch Messung des Gesichtsfeldes ermittelt. Gemessen wird die Sehleistung des besseren Auges, evtl. mit Korrektur durch Brille oder Kontaktlinse. Eine Sehschärfe bis zu zwei Prozent bzw. eine Gesichtsfeldeinschränkung auf fünf Grad gilt als Blindheit. Eine Sehschärfe bis zu fünf Prozent bzw. eine Gesichtsfeldeinschränkung auf fünfzehn Grad gilt als „hochgradige Sehbehinderung". Eine Sehschärfe bis zu dreißig Prozent bzw. eine entsprechende Einschränkung des Gesichtsfeldes wird als „wesentliche Sehbehinderung" bezeichnet. „Nur" sehbehindert sind Menschen mit einer Sehschärfe über dreißig Prozent.

Nicht nur aus medizinischen Gründen, sondern vor allem für das Erleben der Betroffenen, ist es wichtig, zwischen angeborener und erworbener sowie zwischen gleichbleibender oder fortschreitender Sehbehinderung zu unterscheiden. Hier gehe ich aber nicht näher auf diese Definitionen ein, sondern darauf, daß die subjektive Wahrnehmung für den einzelnen Menschen viel bedeutsamer ist als eine objektiv meßbare Größe. Schon bei „Normalsichtigen" kann festgestellt werden, daß das gleiche Bild unterschiedlich gesehen wird. Dies gilt aufgrund der verschiedenartigen und unterschiedlich ausgeprägten Seheinschränkungen um so mehr für Sehbehinderte. So kann z. B. eine Person, die aufgrund eines plötzlichen Sehverlustes nur noch 50 Prozent sieht, sich stärker eingeschränkt fühlen als jemand, der schon längere Zeit mit einem Sehvermögen von 10 Prozent lebt und sich damit arrangiert hat. Die Prozentangabe allein sagt nur wenig über die Probleme einer sehbehinderten Person aus.

So unterschiedlich unsere Sehbehinderungen und Umgangsweisen mit ihr auch sind, eines haben wir doch gemeinsam: Wir bewegen uns ständig irgendwo zwischen Sehen und Nichtsehen. Deshalb sind wir häufig auf der Suche nach klaren Positionen und unserer Identität. Das heißt nicht, daß Sehbehinderte grundsätzlich ein Identitätsproblem haben. Schließlich sind wir in erster Linie Individuen mit ganz persönlichen Charaktereigenschaften, Vorlieben und Abneigungen und erst in zweiter Linie sehbehindert. Was aber das Sehen oder Nichtsehen anbelangt, müssen wir uns ständig aufs neue orientieren und definieren und uns zugleich nach außen darstellen. Wir stehen häufig vor der Alternative, die Sehbehinderung zu verstecken, um nicht aufzufallen, oder sie offen mit allen Konsequenzen zu zeigen. Ich will das an einem Beispiel erläutern:

Wenn ich beim Einkaufen die Preise nicht lesen kann und nicht auffallen will, dann kaufe ich, ohne zu wissen, was es kostet, oder ich verzichte auf den Einkauf. Dies kann hinterher Ärger über einen zu hohen Preis oder Frustration wegen des Verzichts mit sich bringen. Wenn ich jedoch gleich um Hilfe bitte, kann meine Frage nach dem Preis sachlich beantwortet werden, es kann aber auch zu Mißverständnissen oder Verletzungen kommen, etwa daß ich bedauert und mit Hilfsangeboten überschüttet werde. Die Folge kann sein, daß mir die Situation entgleitet und ich mich nicht ernst genommen fühle usw. Vor der Entscheidung, ob ich meine Behinderung zeige oder verberge, können Unsicherheit und eine innere Anspannung entstehen; nach der Entscheidung können sich Zweifel einstellen, ob es nicht anders besser gewesen wäre.

Selbstverständlich laufen diese Prozesse meist nicht so bewußt ab, wie ich sie jetzt dargestellt habe. Im übrigen handelt es sich um ein kleines Beispiel, das für sich genommen nicht tragisch zu sein braucht. Allerdings begegnen uns solche Situationen häufig, die emotionalen Auswirkungen summieren sich. Diese Dauerbelastung kann früher oder später Streßreaktionen auf der körperlichen und psychischen Ebene mit sich bringen. Probleme, die zu solchen Streßreaktionen führen können, sind beispielsweise Einschränkungen der Mobilität, der Berufswahl, Freizeitgestaltung oder Kontaktaufnahme. Da wir uns in aller Regel an den Normen der Nichtbehinderten orientieren, erfordert die Gestaltung des Alltags von uns mehr organisatorischen Aufwand und läßt häufig nicht viel Raum für Flexibilität. Oft entsteht das Gefühl, daß wir uns besonders anstrengen, besonders viel leisten zu müssen und trotzdem nicht hinterherkommen. Weil wir ständig um Gleichwertigkeit kämpfen, fühlen wir uns leicht unterlegen oder minderwertig. Das andauernde – zum Teil vergebliche – Bemühen, die Normen der „Sehenden" zu erfüllen, um dazuzugehören, bringt zwangsläufig Frustrationen mit sich. Ob wir uns durch Hilfe von außen Erleichterung und Entlastung verschaffen wollen und die damit verbundenen Abhängigkeiten in Kauf nehmen, müssen wir immer wieder aufs neue entscheiden.

Die Angst, daß das vorhandene Sehvermögen sich verschlechtern oder gar ganz verlorengehen könne, begleitet viele von uns. Dabei geht es um ganz konkrete Befürchtungen, z. B. nicht mehr lesen oder nur noch mit dem Blindenstock nach draußen gehen zu können. Aber auch eher unbestimmte Ängste, nicht mehr allein zurechtzukommen und nicht mehr mit anderen mithalten zu können, ergreifen von uns Besitz. Um sich dieser Angst nicht ständig aussetzen zu müssen, wird sie häufig verdrängt oder weggeschoben. Dies kostet viel Kraft und Energie und engt uns in unseren Entfaltungsmöglichkeiten ein.

Viele der Schwierigkeiten, mit denen wir immer wieder zu kämpfen haben, betreffen die zwischenmenschliche Kommunikation: Nonverbale Kommunikation (Blickkontakt, Zunicken, Zuwinken, Mimik und Gestik) oder das Wiedererkennen von Personen sind uns nur bedingt, beispielsweise nur aus der Nähe oder bei bestimmten Lichtverhältnissen möglich. Deshalb kommt es häufig zu Verwirrung und Mißverständnissen, etwa wenn wir für uninteressiert oder arrogant gehalten werden, weil wir eine Person, die wir gestern noch freundlich gegrüßt haben, heute einfach nicht sehen können.

Abschließend weise ich noch auf einen Punkt hin, der ebenfalls dazu führen kann, daß wir uns minderwertig und nicht ernst genommen fühlen: Das Idealbild unserer Gesellschaft ist die junge, attraktive, intelligente und erfolgreiche Persönlichkeit („YAVIS"). Aufgrund unseres Aussehens (Brille mit dicken Gläsern), unserer Körperhaltung (nahes Herangehen, gekrümmte Haltung), der eingesetzten Hilfsmittel (Monocular, Langstock) und behinderungsbedingter Schwierigkeiten (Unsicherheit in Orientierung und Kommunikation) können wir einem solchen makellosen Erscheinungsbild nur schwer entsprechen. Aber ist dies überhaupt erstrebenswert? Wird eine Gesellschaft nicht gerade durch ihre Vielfalt, auch im äußeren Erscheinungsbild ihrer Mitglieder, bereichert?

Überblick – Augenerkrankungen, Sehbehinderungen und ihre Auswirkungen auf die Betroffenen

Menschen mit Sehbehinderung befinden und bewegen sich ständig zwischen Sehenkönnen, Nicht-genau-sehen-Können, Mal-sehen-und-mal-nicht-sehen-Können und Nicht-sehen-Können, aber Gesehenwerden. Es ist zumeist schwer, anderen zu vermitteln, was es konkret heißt, sehbehindert zu sein, weil die Auswirkungen der verschiedenartigen Erkrankungen, ihr Erleben und der Umgang mit ihnen individuell sehr verschieden sind. Häufig entsteht das Dilemma, daß Sehbehinderte von ihren Mitmenschen wie nichtbehinderte „Sehende" behandelt werden wollen, in bestimmten Situationen aber von den gleichen Personen Rücksichtnahme erwarten. Die Unsicherheit im Kontakt zwischen Sehbehinderten und nichtbehinderten „Sehenden" besteht auf beiden Seiten. Häufig werden die Fähigkeiten und Möglichkeiten des jeweils anderen über- oder unterschätzt.

Um eine differenziertere Einschätzung vornehmen zu können, welche typischen Probleme bei welcher Sehbehinderung auftreten, möchte ich zunächst die häufigsten Augenerkrankungen und ihre traditionellen Behandlungsformen in Erinnerung rufen:

Kurzsichtigkeit und Weitsichtigkeit

Bei Kurzsichtigen sind die Augen zu lang, bei Weitsichtigen zu kurz. Daher fällt das Bild nicht genau auf die Netzhaut. Durch

158

die Linsenkrümmung wird dieser Fehler ausgeglichen, jedoch genügt die Akkomodationskraft der Linse nicht, weshalb Kurzsichtige in der Ferne, Weitsichtige in der Nähe unscharf sehen. Durch Brille oder Kontaktlinsen kann eine entscheidende Verbesserung der Sehfähigkeit erreicht werden; allerdings gewöhnen sich die Augen an die Korrektur und es kann sein, daß diese im Laufe der Zeit immer stärker werden muß.

Grauer Star (Katarakt)
Eine Trübung der Linse führt zur Verminderung der Sehschärfe, verschwommener Sicht und Überempfindlichkeit gegenüber einfallendem Licht. Man unterscheidet zwischen dem angeborenen grauen Star und dem erworbenen, der eher bei älteren Menschen anzutreffen ist. Bei Retinitis pigmentosa kann grauer Star als Spätkomplikation auftreten. Durch Starbrillen, Kontaktlinsen oder das Einsetzen künstlicher Linsen kann das Sehvermögen erheblich verbessert werden.

Grüner Star (Glaukom)
Durch erhöhte Produktion oder verringerten Abfluß des Kammerwassers erhöht sich der Innendruck des Auges. Wenn der Zustand des erhöhten Augeninnendrucks anhält, wird der Sehnerv an der Stelle, an der er aus der Netzhaut austritt, mehr und mehr beschädigt, so daß eine Verminderung des Sehvermögens eintritt. Der grüne Star geht häufig mit Augen- und Kopfschmerzen einher. Es wird medikamentös oder operativ behandelt.

Hornhauterkrankungen
Als vorderster Teil des Auges ist die Hornhaut besonders verletzungsgefährdet; daneben gibt es etliche krankhafte Veränderungen der Hornhaut wie Hornhauttrübung oder Hornhautverkrümmung (Astigmatismus). Durch Transplantation kann die Sehbeeinträchtigung verringert oder beseitigt werden.

Schielen

Die Bilder beider Augen werden vom Gehirn nicht zur Deckung gebracht. Die Koordination der Muskeln funktioniert nicht korrekt, so daß ein Auge direkt auf ein Objekt gerichtet ist, während das andere einen anderen Punkt anvisiert. Schielen erschwert die Kommunikation. Durch frühe Operation und Sehtraining kann die volle Sehfähigkeit wiederhergestellt werden.

Albinismus

Aufgrund eines fehlenden Pigments besteht eine verstärkte Lichtdurchlässigkeit von Regenbogenhaut und Augapfelhülle. Dies führt zu erheblicher Blendempfindlichkeit, Augenzittern und Schwachsichtigkeit.

Netzhauterkrankungen

Bei der Retinitis pigmentosa lagern sich Pigmente auf der Netzhaut ab und verhindern an diesen Stellen die Lichtwahrnehmung durch die Sinneszellen. Dieser Prozeß beginnt in der Regel außen an der Netzhaut und schreitet – unterschiedlich schnell – nach innen fort. Es führt zu Nachtblindheit, hoher Blendungsempfindlichkeit und schließlich zu einem sog. „Röhrenblick", der das Erkennen der Umgebung erschwert bzw. verhindert.

Bei der Makuladegeneration entstehen Ausfälle auf der Netzhaut von innen (der Stelle des schärfsten Sehens) her, so daß das Dämmerungssehen und das Erkennen von Umrissen erhalten bleibt, während die Sehschärfe rapide abnimmt. Menschen mit Makuladegeration haben hauptsächlich Probleme beim Lesen.

Netzhautablösung

Netzhautablösungen können im Zusammenhang mit verschiedenen Augenkrankheiten, z. B. hochgradiger Kurzsichtigkeit, auftreten. Die abgelösten Stellen können meistens mit

Laserstrahlen wieder angeschweißt werden. Bei drohender Netzhautablösung sollten anstrengende, ruckhafte Bewegungen vermieden werden.

Diabetische Retinopathie
Als Folge von Zuckerkrankheit kann sich das Kapillarsystem der Netzhaut ausdehnen. Immer mehr Blutgefäße platzen und der Lichteinfall auf die Netzhaut wird gestört. Normalerweise kann das Blut aus dem Glaskörper absorbiert werden. Wenn jedoch die Absorptionsfähigkeit des Auges nachläßt, kann es zur vollständigen Erblindung kommen. Die Angst vor Einblutungen und vor weiterem Sehverlust begleitet Menschen mit diabetischer Retinopathie.

Sehnervschädigungen
Vergiftungen durch Alkohol oder Lösungsmittel, Verletzungen, Infektionen oder Neuropathien usw. können den Sehnerv schädigen und zu Sehbeeinträchtigungen bis hin zur vollständigen Erblindung führen.

Neben den beschriebenen „reinen Formen" kommen zusätzliche Faktoren hinzu, die die Probleme oder Einschränkungen vielfältiger und komplizierter werden lassen. Dazu gehören z. B. einäugiges Sehen, wodurch das Tiefensehen beeinträchtigt wird oder Nystagmus (Augenzittern), der das Fixieren von Gegenständen erschwert. Aber auch Folgeerkrankungen, wie z. B. Grauer Star bei RP, Überempfindlichkeit der Augen und sonstige Syndrome, bei denen auch andere Organe oder Funktionen betroffen sind, bringen u. U. neue Schwierigkeiten und Veränderungen mit sich.

Seitenblick – Sehbehinderung und Psychosomatik
Neben den üblicherweise angewandten korrigierenden Therapiemethoden gibt es in der Augenheilkunde alternative Richtungen, die Augenerkrankungen und Sehstörungen nicht nur

als organische Fehlfunktionen des Auges betrachten, sondern eine ganzheitliche Sichtweise vertreten, die das psychische Geschehen einbezieht. Verschiedene alternative Therapieverfahren wie Entspannungstechniken, Visualisierung, Psychotherapie, Homöopathie, Akupunktur u.v.a. werden in die augenärztliche Behandlung integriert. Ihnen allen ist gemeinsam, daß die Betroffenen nicht einfach nur behandelt werden, vielmehr sollen durch ihr aktives Mitwirken und Mitgestalten die Selbstheilungskräfte gestärkt werden. Schon in den 20er Jahren entwickelte BATES ein ganzheitliches Therapieprogramm mit speziellen Augenübungen, Bewegungstraining und besonderer Ernährung. In den letzten Jahren ist eine Reihe von Büchern und Programmen auf den Markt gekommen, die sich mit alternativen Heilmethoden befassen.

In der Literatur zum Thema „Sehbehinderung und Psychosomatik" wird davon ausgegangen, daß das Auge nicht bloß ein mehr oder weniger gut funktionierendes Organ ist, das die Aufgabe hat, Bilder und Eindrücke aufzunehmen. Vielmehr drücken die Augen auch Gefühle und Stimmungen aus: Sie können strahlen, blitzen, angstvoll oder zornig blicken. Zahlreiche Redewendungen, in denen die Worte „Auge" oder „sehen" vorkommen, drücken bestimmte Verhaltensweisen oder Gefühlsregungen aus wie „ein Auge auf jemanden werfen", „kurzsichtig handeln", „das Nachsehen haben", „den Überblick haben", „das kann ins Auge gehen", „Vorsicht" oder „die Augen vor etwas verschließen". Schließlich sind es die Augen, die heftigen Gefühlen wie Trauer, Wut, Schmerz und Freude Ausdruck verleihen.

Der Berliner Augenarzt SCHULTZ-ZEHDEN weist darauf hin, wie sehr „leib-seelische Wechselwirkungen" die Sehkraft und die Wahrnehmung bestimmen. Wahrnehmung ist etwas sehr subjektives und kann somit nicht objektiv gemessen werden. Jeder Mensch schafft sich seine eigene Wahrnehmung und wenn zwei Menschen die gleiche Situation betrachten, sieht sie jeder etwas anders, aus seinem ganz speziellen Blickwinkel. Das, was ein Mensch sieht, hat viel damit zu tun, was er sehen will. Schon vor vielen Jahrzehnten betrachtete der Psychoanalytiker GRODDECK Augenstörungen „als den Versuch eines Menschen, bestimmte Dinge in seinem Leben nicht mehr sehen zu müssen".

DETLEFSEN und DAHLKE betrachten Augenstörungen als Ausdruck von Problemen und Konflikten, die sich in den Symptomen ausdrücken. Ihnen zufolge besteht ein Zusammenhang zwischen dem Selbst- und Weltbild eines Menschen und der Art und Weise wie er sieht. So gehen sie davon aus, daß kurzsichtige Menschen ihre Umwelt durch ihre eigene Brille betrachten und sich sehr leicht persönlich betroffen fühlen. Weitsichtigkeit, die hauptsächlich ältere Menschen betrifft, wird mit Weitblick und Weisheit in Zusammenhang gebracht. Die Autoren betonen, daß die Wahrnehmung, also auch das Sehen, vor allem der Selbsterkenntnis dient. So gesehen bewirkt die Sehstörung, daß ein gewisser Teil der Welt von der Wahrnehmung ausgeklammert und damit der Selbsterkenntnis nicht zugänglich ist. So ist die Sehstörung häufig die Alternative zu einer Auseinandersetzung mit Konflikten. Einige Beispiele mögen diesen Zusammenhang erläutern:

Der erhöhte Augeninnendruck beim grünen Star kann Ausdruck des Drucks sein, unter dem ein Mensch steht und dem er nicht anders ausweichen kann.

Beim Grauen Star wird die Welt unscharf gesehen und kann dadurch ihre Schärfe und Gefährlichkeit verlieren, wodurch eine beruhigende Distanz zur Umwelt und zu sich selbst entstehen kann.

Die Bindehautentzündung zwingt dazu, die Augen vor einem Konflikt, dem man nicht ins Auge schauen will, zu verschließen.

Ob nun der Sehverlust zu dem jeweiligen Persönlichkeitsbild führt oder ob das Persönlichkeitsbild die Art des Sehverlustes beeinflußt, ist kaum zu entscheiden. In der mir zur Verfügung stehenden Literatur fand ich keine Antwort auf diese Fragen. Fest steht jedoch, daß monotone Sehgewohnheiten und Streß im weitesten Sinne die Augen überanstrengen und zu Sehproblemen führen können.

Unabhängig von der Augenerkrankung im einzelnen betrachten DETLEFSEN und DAHLKE eine Behinderung nicht nur als Störung, sondern auch als Hinweis auf den Weg zur Heilung: „Erst wenn wir von der Idee lassen, jede Art der Behinderung sei eine unliebsame Störung, die man so schnell und so unauffällig wie möglich wieder beseitigen oder kompensieren muß, können wir Gewinn aus der Störung ziehen. Wir müssen uns von der Störung erst einmal in unserem gewohnten Lebenstrott stören lassen – wir müssen uns von der Behinderung erst einmal hindern lassen, so weiter zu leben, wie wir es bis jetzt taten."

Mit den genannten Beispielen kann ich lediglich einen kurzen Einblick in die Psychosomatik und alternative Behandlungsmöglichkeiten geben. Auch ist die Alternativmedizin ein recht kleiner Zweig innerhalb der Augenmedizin. Allerdings konnte ich in letzter Zeit feststellen, daß verstärkt Veranstaltungen und Fortbildungen zu diesen Themenbereichen angeboten werden. Auch wenn in alternativen Therapieverfahren nicht die „Heilung" schlechthin zu finden ist, zumal einige Theorien und Ansätze sowie deren Wirkungsweisen zur Zeit noch recht spekulativ sind. Mir ist vielmehr wichtig, andere Herangehensweisen aufzuzeigen und Zusammenhänge herzustellen, die meiner Ansicht nach leider viel zu oft vernachlässigt werden. Im übrigen glaube ich, daß wir durch aktive Teilnahme an der Behandlung nur gewinnen können.

Durchblick – Sehbehinderung und ihre Verarbeitung

Eine ganzheitliche Betrachtungsweise von Sehbehinderung muß sich insbesondere auch damit beschäftigen, wie die betroffenen Menschen ihre Sehbehinderung erleben und welche Mechanismen bei ihrer Verarbeitung eine Rolle spielen. Tritt die Sehbehinderung plötzlich ein, steht zunächst das schockartige Erlebnis im Vordergrund. Menschen, deren Sehvermögen sich langsam verringert, leben mit einer ständigen Bedrohung. Wer von Geburt an oder seit früher Kindheit sehbehindert ist, weiß, daß es etwas gibt, das andere haben, er oder sie aber nie erfahren kann. Trotz aller Unterschiede in der Dauer und Intensität einer Sehbehinderung, gibt es doch eine Gemeinsamkeit im Erleben der Betroffenen: Alle erfahren einen Verlust, den sie erst nach und nach verarbeiten und in ihr Leben integrieren können. Verlieren wir einen geliebten Menschen durch Trennung oder Tod oder erfahren wir, daß ein uns nahestehender Mensch an einer unheilbaren Krankheit sterben wird, müssen verschiedene Gefühle intensiv durchlebt werden, um den Trauerprozeß zu bewältigen. Ziel des Trauerprozesses ist in beiden Fällen, Abschied zu nehmen und sich neu zu orientieren.

Die Trauer um den Verlust des Sehvermögens kann man mit der Trauer um einen geliebten Menschen vergleichen. Er kann in verschiedene Phasen eingeteilt werden. Die folgende Einteilung folgt der Darstellung Verena KASTs:

1. Phase des Nicht-wahr-haben-Wollens
Ein plötzlicher Sehverlust oder die Gewißheit, daß das Sehvermögen weiter abnimmt, kann zunächst zu Empfindungslosigkeit oder gar Erstarrung führen. Die Behinderung wird verleugnet, man tut so, als sei alles noch wie vorher oder ist unfähig, irgend etwas zu tun. Diese anfängliche Empfindungslosigkeit schützt vor zu starken Gefühlen, die zunächst noch nicht ertragen werden können.

2. Phase der aufbrechenden Emotionen
Die Erstarrung löst sich, heftige Gefühle der Auflehnung wie Zorn, Wut, Angst und Ruhelosigkeit treten in den Vordergrund,

um die Ohnmacht nicht eingestehen zu müssen. Diese Gefühle richten sich hauptsächlich nach außen, z. B. wird die Diagnose in Zweifel gezogen und die ganze Welt als feindlich und grausam angesehen. Gleichzeitig kann das bisherige Verhalten des Vertuschens nicht mehr aufrechterhalten werden. Auch von der Umwelt werden Grenzen gesetzt, beispielsweise am Arbeitsplatz.

3. Phase des Suchens und Sichtrennens

Die nun folgende Zeit ist gekennzeichnet von Verzweiflung, Depression und dem Bewußtsein, daß das Leben nicht mehr so sein wird, wie es war. Immer wieder findet eine Auseinandersetzung mit dem statt, was man verloren hat, z. B. nicht mehr lesen zu können, und dem, was man noch verlieren könnte. Gleichzeitig wird nach verbleibenden Möglichkeiten gesucht. Die Abwehr wird aufgegeben. Es ist eine sehr stille Zeit, die Auseinandersetzung findet eher in Form eines innerlichen Rückzuges statt.

4. Phase des veränderten Selbst- und Weltbezugs

Allmählich erwacht die Bereitschaft, wieder aktiver am Leben teilzunehmen und sich das Leben mit der Sehbehinderung einzurichten. Je mehr die eigenen Ressourcen erkannt und entwickelt werden können, um so mehr wird Selbstvertrauen wiedergewonnen. Die Betroffenen sind wieder offen für Anregungen von außen und suchen den Kontakt zu anderen Menschen und auch zu Selbsthilfegruppen.

Wie alle theoretischen Konzepte stellt auch dieses Modell einen Idealfall dar, der aber in der Praxis niemals so in sich abgeschlossen ist. Die Phasen können nicht klar voneinander abgegrenzt werden und jeder Mensch durchläuft sie auf seine Art. Sie dienen als Orientierungshilfe, wie ein Verarbeitungsprozeß ablaufen kann. Ich habe die vierte Phase bewußt nicht mit „Akzeptanz" oder „Zustimmung" bezeichnet, wie sie in ähnlichen Modellen oft genannt wird. Dies klingt mir zu sehr nach einem Endpunkt oder Abschluß. Der Prozeß der Behinderungsverarbeitung kann aber nie ganz abgeschlossen sein, und wir kommen immer wieder mit unserem Verlust und unserer Trauer in Berührung.

Was heißt es überhaupt, die Behinderung vollständig und realistisch zu akzeptieren. Heißt dies nicht auch, sich selbst als behindert zu definieren, und die Rolle, die die Gesellschaft Behinderten zuschreibt, akzeptieren zu müssen? Die Etikettierung durch die Gesellschaft erscheint mir zu starr, mißverständlich oder falsch und wird dem Erleben der einzelnen keinesfalls gerecht. Wohl bei jedem Betroffenen gibt es Zeiten, in denen Gefühle wie Wut, Angst, Trauer und Verzweiflung die Oberhand gewinnen, was zwangsläufig dazu führt, sich mehr mit der Behinderung zu beschäftigen. Es gibt aber auch Zeiten, in denen sie keine oder nur eine untergeordnete Rolle spielt. Es ist einfach auch nötig, die Behinderung manchmal zu vergessen, um unbeschwert leben zu können. Beides, die Auseinandersetzung und das Vergessen, gehören zur Bewältigung der Behinderung. Wir sollten uns beide gestatten. Dies gibt uns die Kraft, unser Leben selbstbewußt zu gestalten und uns mit einer nicht immer wohlwollenden Umwelt auseinandersetzen zu können.

Hinblick – Betroffene als BeraterInnen

Die Beratung von Rat- und Hilfesuchenden nimmt in den Selbsthilfegruppen und -Organisationen einen großen Stellenwert ein. Nach der Öffnung der Blindenverbände für Sehbehinderte werden die Anfragen dieses Personenkreises in der nächsten Zeit stark zunehmen.

In den vorangegangenen Kapiteln habe ich darzustellen versucht, welche Faktoren bei der Entstehung und Behandlung einer Sehbehinderung wichtig sind, welche speziellen

Probleme auftreten können, wie die Betroffenen sie erleben und damit umgehen. Das Wissen um die Verschiedenartigkeit der Sehbehinderung und der daraus folgende differenzierte Umgang mit den einzelnen Ratsuchenden erscheint mir für die Beratungsarbeit außerordentlich wichtig.

Geleistet wird diese Arbeit von eigens dafür angestelltem Fachpersonal, z. B. SozialpädagogInnen, RehalehrerInnen usw. Ein großer Teil der Beratungsarbeit wird aber auch von engagierten ehrenamtlichen Betroffenen übernommen. Diesen Personenkreis möchte ich mit meinen folgenden Ausführungen in erster Linie ansprechen. Diese Berater und Beraterinnen wissen aus eigener Erfahrung, was es heißt, sehbehindert zu sein. Das bietet viele Chancen, denn sie kennen sich auf diesem Gebiet gut aus und müssen sich nicht erst hineinfinden. Auf der anderen Seite erlebt aber jeder Mensch seine Probleme anders und der Weg, der für uns der richtige ist, ist nicht zwangsläufig der richtige für unser Gegenüber. Daher möchte ich im folgenden einige Prinzipien des helfenden Gespräches aufzeigen und erläutern.

Beratung wird von Menschen in Anspruch genommen, die mit einem Problem nicht mehr allein zurecht kommen und zu dessen Lösung fachliche Hilfe suchen. Die Ratsuchenden sollen darin unterstützt werden, eigene Lösungsmöglichkeiten zu finden und selbständig Entscheidungen zu treffen. Dabei geht es weniger um die Vermittlung von Informationen und Sachwissen – wobei selbstverständlich richtige Auskünfte wesentliche Entscheidungshilfen sein können. Psychosoziale Beratung – mit der wir es in der Regel zu tun haben – geht noch weiter: In ihr gehen Berater und Ratsuchender eine Beziehung ein, die es dem Ratsuchenden ermöglicht, sich mit ihren Problemen und Konflikten konstruktiv auseinanderzusetzen.

Wie dies aussehen kann, möchte ich am Beispiel der personenzentrierten Beratung erläutern, aus zwei Gründen:

Zum einen bin ich selbst in dieser Methode ausgebildet und wende sie seit vielen Jahren in meinen Beratungen an. Zum anderen halte ich die personenzentrierte Beratung auch für nichtprofessionelle BeraterInnen für geeignet.

Dem personenzentrierten Beratungskonzept liegt ein positives Menschenbild zugrunde sowie der Gedanke, daß jeder Mensch nach Entwicklung und Selbstverwirklichung strebt und in der Lage ist, psychische Unangepaßtheit zu erkennen und seine Selbstheilungskräfte zu aktivieren. Daraus folgt, daß in der Beratung nicht das Problem, das ein Mensch hat, im Vordergrund steht, sondern der Mensch selbst. Es geht nicht um die bloße Lösung des Problems, sondern um die Entwicklung der Fähigkeit, mit dem jetzigen und auch mit künftigen Problemen besser umgehen zu können. Dies geschieht, indem besonders die gefühlsmäßigen Anteile der Problematik bearbeitet werden. Die Ratsuchenden lernen im Laufe der Beratung, Zugang zu ihren Gefühlen zu bekommen und sie auszudrücken. Dadurch werden Widersprüche bewußt, und es entwickelt sich nach und nach die Bereitschaft, bislang verdeckte und verdrängte Gefühle zuzulassen und ihren Bedeutungsgehalt zu spüren. Der Berater oder die Beraterin unterstützt diesen Prozeß, indem er oder sie eine vertrauensvolle Atmosphäre schafft und dem Ratsuchenden gegenüber folgende therapeutische Haltungen einnimmt:

Akzeptanz (Wertschätzung und Achtung)

Der Berater bzw. die Beraterin muß dem Ratsuchenden mit emotionaler Wärme, Achtung und Akzeptanz begegnen. Seine Aussagen oder Gefühlsregungen sollten nicht bewertet oder beurteilt werden. Dies ermöglicht dem Ratsuchenden, sich selbst zu achten, Ängste und Spannungen abzubauen und schließlich auch die Teile von seiner Persönlichkeit zu akzeptieren, die vorher abgelehnt wurden.

Empathie (Einfühlendes Verstehen)

Aufgabe des Beraters bzw. der Beraterin ist es, die innere Welt des Ratsuchenden wahrzunehmen, zu verstehen und ihm zu spiegeln. Empathie richtet sich auf die gesamte innere Welt, auf Gefühle, Normen, Werte, Erfahrungen, Erlebnisse, Gedanken, auf Vergangenes und auf Gegenwärtiges.

Kongruenz (Echtheit im Verhalten des Beraters/der Beraterin)

Der Berater bzw. die Beraterin muß tatsächlich an der Person der Ratsuchenden interessiert sein und darf sich nicht verstellen. Er muß seine eigenen Gefühle differenziert und vorbehaltlos erkennen und akzeptieren, auch dann, wenn sie unangenehm oder angstauslösend sind. Es ist oft besser, Gefühle offen auszusprechen, um die Beziehung nicht zu gefährden, als sich zu verstellen.

Wie bereits erwänht, sind wir ja in unserer Beratungsarbeit gleichzeitig Berater und Betroffene. Seit einigen Jahren gibt es hierzu eine Beratungsmethode. Diese Form der Beratung nennt sich „Peer Counseling" und läßt sich am ehesten mit „Betroffene beraten Betroffene" übersetzen. Grundgedanke ist dabei, ein positives Menschenbild, das behinderten wie nichtbehinderten Menschen den Willen und die Fähigkeit zuschreibt, ein selbstbestimmtes Leben zu führen, ihre Angelegenheiten möglichst selbständig zu regeln und ihre Interessen zu vertreten.

Die Beratung will die Eigenkräfte des Ratsuchenden aktivieren und fördern, seine Fähigkeiten und Ressourcen entdecken und ihn aus Abhängigkeiten lösen. Im Unterschied zu anderen Beratungskonzepten verhält sich der Berater oder die Beraterin im Peer Counseling nicht neutral. Die Beratung ist vielmehr parteilich gegenüber dem behinderten Ratsuchenden und die Erfahrungen des Beraters werden in die Beratung eingebracht. Die Behinderung wird als Qualifikation betrachtet, der Berater oder die Beraterin kann sich aufgrund der eigenen Erfahrung gut in die Situation der Ratsuchenden hineindenken und -fühlen und auch ein Vorbild sein.

Betroffenheit allein reicht für eine gute Beratungsarbeit jedoch nicht aus. Vielmehr muß der Berater sich ständig mit der eigenen Person auseinandersetzen. Er muß sich seiner Wünsche, Vorstellungen und Ziele, aber auch Möglichkeiten und Grenzen bewußt sein und immer wieder überprüfen, wo er im Prozeß der Behinderungsverarbeitung gerade steht. Für den Beratungsprozeß ist auch eine gewisse Distanz zu sich selbst erforderlich, um sich ganz auf einen anderen Menschen seine seelische Verfassung und Gefühlslage einlassen zu können.

Das oben geschilderte Phasenmodell ist, sofern es nicht als statisch betrachtet wird, in der Beratungsarbeit eine wichtige Orientierungshilfe: In der Phase der Verleugnung oder des Nicht-wahrhaben-Wollens müssen wir unserem Gesprächspartner vermitteln, daß er nicht allein ist, daß er so sein darf wie er gerade ist. Er darf nicht gedrängt und mit Ratschlägen und Lösungsmöglichkeiten überschüttet werden.

In der zweiten Phase, dem Aufbrechen der Emotionen, sollten wir eine zuverlässige Begleitung bieten und heftige Gefühle wie Wut, Zorn, Verzweiflung und Ärger nicht als gegen uns selbst gerichtet sehen. Sie sind vielmehr notwendig, um aus der Empfindungslosigkeit herauszukommen. Die dritte Phase, die der Depression und des Suchens, spielt sich mehr im Inneren der Person ab. Es ist daher wichtig, ihr behutsam dabei zu helfen, wieder mehr aus sich heraus zu kommen, indem wir uns beispielsweise ihre Erlebnisse und Phantasien erzählen lassen. Dadurch werden immer wieder Emotionen geweckt und nach und nach kann eine neue Orientierung stattfinden. In der vierten Phase, der des veränderten Selbst- und Weltbezugs ist die Unterstützung beim Finden von neuen Lebensmustern wichtig. Hier können Anregungen und Hilfestellungen gegeben werden.

In der Praxis muß immer wieder abgewogen werden, was für den Rat- und Hilfesuchenden gerade angemessen ist. Wenn wir uns klar machen, daß ein Ratsuchender unsere Angebote nicht annimmt, weil er momentan dafür nicht offen ist, können wir aufkommenden Gefühlen von Enttäuschung und Zweifeln bei uns selbst besser begegnen. Auch müssen wir immer wieder überprüfen, was in der Auseinandersetzung mit unserer eigenen Behinderung gerade im Vordergrund steht.

Für dieses Kapitel habe ich bewußt die Methodik und Zielsetzung psychologischer Beratung ausgewählt, da dieses Thema meiner Ansicht nach in der Arbeit mit Sehbehinderten immer noch zu wenig beachtet wird. Selbstverständlich dürfen Themen wie Hilfsmittel, Rehabilitation, Kontakte zu Selbsthilfegruppen usw. nicht vernachlässigt werden und müssen – zum richtigen Zeitpunkt – in den Beratungsprozeß integriert werden. Einem anspruchsvollen Beratungskonzept, wie dem hier skizzierten können ehrenamtliche Helfer nur bedingt gerecht werden. Es erfordert daher das Einbeziehen von professionellen BeraterInnen. In den Blinden- und Sehbehindertenberatungsstellen sollten deshalb hauptamtliche Stellen mit qualifiziertem Personal eingerichtet werden, auch zur Unterstützung und Supervision der Ehrenamtlichen. Es geht mir hier eher darum, Anregungen für die Arbeit von Betroffenen mit Betroffenen zu geben. Ich möchte die ehrenamtlichen BeraterInnen ermutigen, diese Aspekte einzubeziehen. Vielleicht konnte ich bei der einen oder dem anderen auch das Interesse wecken, sich auf diesem Gebiet weiterzubilden.

Ausblick – Ein paar Worte zum Schluß

Die von mir dargestellten Aspekte der Sehbehinderung erheben selbstverständlich keinen Anspruch auf Vollständigkeit. Es mag andere Auffassungen von psychosomatischen Zusammenhängen und von Behinderungsverarbeitung geben, die ebenfalls ihre Berechtigung haben.

Zum Schluß möchte ich noch etwas zum Verhältnis zwischen Sehbehinderten und Blinden sagen: Viele von uns Sehbehinderten haben aufgrund ihrer Sozialisation oder ihrer Tätigkeit in den Selbsthilfeorganisationen enge Beziehungen zu blinden Menschen. Obwohl wir uns zu den Blinden ebensowenig zählen wie zu den Sehenden, erleben wir das Zusammensein mit Blinden häufig lockerer und entspannter als das Konkurrieren mit Sehenden, auch dann, wenn wir zum Teil erhebliche Anstrengungen auf uns nehmen, um Blinden zu helfen. Als die sprichwörtlichen „Einäugigen unter den Blinden" fühlen wir uns sehr schnell verantwortlich und in die Helferrolle gedrängt. Zu unserer Entlastung ist es jedoch notwendig, daß wir uns unserer Grenzen bewußt werden und sie auch zum Ausdruck bringen. Gruppen aus wirklich gleichermaßen Betroffenen, in denen wir weder mit Sehenden konkurrieren noch Blinden helfen müssen, sind für uns außerordentlich wichtig. Daher begrüße ich es ausdrücklich, daß in den Selbsthilfeorganisationen das Thema Sehbehinderung einen eigenen Stellenwert bekommen hat.

In immer mehr Vereinen, Verbänden und Gruppen des Blinden- und Sehbehindertenwesens wird dies bereits im Namen ausgedrückt. Ich hoffe, daß diejenigen Organisationen, die sich bis jetzt noch nicht dazu entscheiden konnten, bald folgen werden. Aber ich möchte noch einen Schritt weitergehen: Ich wünsche mir von der Selbsthilfe, daß alle Sehbehinderten, unabhängig von Art, Umfang, Dauer und Intensität ihrer Behinderung, ihren Platz und eine Vertretung ihrer spezifischen Interessen in den Organisationen finden.

Literatur

BACHMAIR, S. u. a.: Beraten will gelernt sein. (Weinheim 1996)

DETLEFSEN, T.; DAHLKE, R.: Krankheit als Weg;. (München 1989)

FINCK, H.: Was uns den Blick trübt. In: Psychologie heute. (November 1992) S. 38-44.

KADEN, R.: Augenärztliche Fachausdrücke. (Bonn o. J.)

KAST, V.: Trauern. (Stuttgart 1982)

KÜBLER-ROSS, E.: Interviews mit Sterbenden. (Stuttgart 1980)

LEYENDECKER, C.: Die Behinderung akzeptieren – oder ausblenden? In: Psychologie heute. (Januar 1992) S. 52-56.

RECHTIEN, W.: Das nichtprofessionelle beratende Gespräch. (Fernuniversität Hagen 1988)

ROGERS, C.: Die klientenzentrierte Gesprächspsychotherapie. (München 1981)

SANDFORD, L. (Hrsg.): Ratschlagen will gelernt sein. (Kassel 1996)

SCHUCHARDT, E.: Warum gerade ich. (Göttingen 1996)

SCHULTZ-ZEHDEN, W.: Das Auge – Spiegel der Seele. (Frankfurt 1992)

SELBY, J.: Die Augen. (Reinbek 1992)

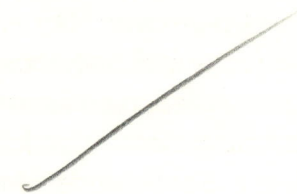

Hilfe in der Selbsthilfegruppe?

Norbert Lübke

Selbsthilfegruppe – wie kann das funktionieren? Wie soll mir jemand helfen, dem es genauso schlecht geht wie mir? Was habe ich von einer Selbsthilfegruppe, außer daß ich einmal mehr mit meiner Krankheit konfrontiert werde?

Solche und ähnliche Zweifel tragen neben anderem sicher dazu bei, daß nur relativ wenige von einer chronischen Krankheit oder Behinderung wie RP Betroffene sich entschließen, an einer Selbsthilfegruppe (SHG) teilzunehmen (je nach Krankheit zwischen ein bis vier Prozent). Und in der Tat stellen SHG sicher kein Patentrezept zur Bewältigung einer chronischen Krankheit oder Behinderung dar. Dennoch möchte dieser Beitrag Antworten auf die genannten Fragen versuchen und Mut machen, einfach auszuprobieren, ob eine bestimmte SHG in der individuellen persönlichen Situation hilft, mit der Krankheit besser leben zu lernen oder nicht.

Mein Beitrag stützt sich auf Erfahrungen und Erkenntnisse, die ich im Rahmen meiner fünfjährigen Mitarbeit an einem Forschungsprojekt der Universität Hamburg unter Leitung von Prof. Dr. Dr. Trojan über Entstehung, Entwicklung, Arbeitsweise und Erfolge von Gesundheitsselbsthilfegruppen gewonnen habe. Schwerpunkt meiner Forschungsarbeit war die damalige Retinitis Pigmentosa-Regionalgruppe Hamburg, die ich von ihrer Gründung an über mehr als zweieinhalb Jahre teilnehmend beobachten durfte. Ich konnte ihre Entstehung, ihre Strukturen und inhaltlichen Arbeitsschwerpunkte verfolgen und ihre besonderen Qualitäten aber auch

Grenzen für die persönliche Auseinandersetzung der Teilnehmer mit ihrer Krankheit kennenlernen und analysieren. Die Ergebnisse dieser qualitativen sozialwissenschaftlichen Forschungsarbeit sind in meinem Buch „Die Krankheit ist nur ein Teil meines Lebens': Krankheitsbewältigung in Selbsthilfegruppen" nachzulesen. Im Rahmen dieses Aufsatzes greife ich einige der erarbeiteten Aspekte heraus und fasse sie in verkürzter Form zusammen.

Zunächst gilt es, den Begriff Selbsthilfegruppe für diesen Beitrag einzugrenzen. Unter dieser Bezeichnung werden im Gesundheitsbereich vielfältige und höchst unterschiedliche Formen des Zusammenschlusses von Menschen, die von einem gemeinsamen Problem betroffen sind, verstanden. Das Spektrum reicht von kleinen Kreisen von drei oder vier Betroffenen, die sich zufällig kennengelernt haben, sich reihum in wöchentlichen Abständen privat treffen und deren Existenz der Öffentlichkeit oft gar nicht bekannt ist, bis zu mitgliederstarken Selbsthilfeorganisationen wie der Deutschen Schlaganfallhilfe, der Rheuma-Liga oder der Pro Retina Deutschland e. V., deren Schwerpunkt in der Interessenvertretung ihrer Mitglieder in der Forschungs- und Gesundheitspolitik liegt. Solche Selbsthilfe-Vereinigungen haben meist differenzierte Organisationsstrukturen mit Vorstand, Beiräten, Ausschüssen, Regionalgruppen u. ä. entwickelt, und die Kontakte zu und zwischen den einzelnen Mitgliedern konzentrieren sich oft auf das Angebot lokaler Beratungsstellen, punktuelle Informationsveranstaltungen unter Mitwirkung professioneller Experten oder die Informationvermittlung mittels einer Verbandszeitschrift.

Da das vorliegende Buch schwerpunktmäßig dem persönlichen Erleben und Leben mit der RP gewidmet ist, konzentriere ich mich hier im wesentlichen auf Selbsthilfegesprächsgruppen (SHGG), also Gruppen, in denen der regelmäßige Austausch eines überschaubaren Kreises Betroffener im persönlichen Gespräch im Mittelpunkt steht.

Die von mir untersuchte RP-Regionalgruppe Hamburg war eine Gesprächsgruppe. Sie bestand in den ersten anderthalb Jahren aus 12-15 Teilnehmern, im wesentlichen RP-Betroffenen und ihren Angehörigen, die sich alle sechs Wochen trafen. An ein gemeinsames Kaffeetrinken, das Gelegenheit zu lockerer Unterhaltung im kleineren oder größeren Kreis bot, schloß sich eine kurze Vorstellungsrunde an, die neuen und alten Teilnehmern Gelegenheit gab, sich kennenzulernen, ihre Krankheitsgeschichte vorzustellen und Fragen und Themenwünsche für die anschließende Gesprächsrunde einzubringen. Eine behutsame Moderation durch die Gruppenleiterin wurde von den Teilnehmern als hilfreich erlebt und auch erwartet, wenngleich sich die Leiterin bemühte, alle Teilnehmer möglichst gleichberechtigt an der inhaltlichen Ausgestaltung der Treffen zu beteiligen.

Inhaltliche Schwerpunkte der Selbsthilfegruppen

Auch wenn die Themen- und Aktivitätsbereiche von Selbsthilfegesprächsgruppen ein breites und sehr unterschiedliches Spektrum umfassen, lassen sich fünf inhaltliche Schwerpunkte benennen, die in unterschiedlicher Intensität immer wieder die Arbeit der Gruppen prägen: allgemeiner Erfahrungsaustausch, Information, Öffentlichkeitsarbeit, Forschung und die persönliche Auseinandersetzung mit der Krankheit.

Der allgemeine Erfahrungsaustausch bezieht sich auf das „Erfahrungswissen" der Betroffenen, also auf ihre alltäglichen Erfahrungen mit der Krankheit und dem professionellen Versorgungssystem, seien sie negativer oder positiver Natur, außerdem den Austausch kleiner Tips und Plaudereien privaten oder allgemeinen Inhalts. Dieses eher zufällig und unsystematisch ausgetauschte „Erfahrungswissen" wird in der Gruppe durch die Vermittlung von „Fachwissen" über und um die Krankheit ergänzt. Dieses „Fachwissen" enthält viele grundsätzliche Informationen, nach denen Teilnehmer immer wieder fragen und die von professioneller Seite oft nur unzureichend beantwortet werden. Diese Fragen beziehen sich auf Art und Ursache der Krankheit, ihren Verlauf, Vererbungsrisiken, Möglichkeiten der Frühdiagnose, Augenärzte und Spezialisten, Therapiemöglichkeiten sowie die Einschätzung alternativer Heilmethoden, soziale Leistungen und Hilfen etc.

Entweder lädt die Gruppe professionelle „Experten" wie Ärzte, Psychologen, Optiker und Sozialberater in die Gruppe ein, die ihr Wissen dann in mehr oder minder professioneller Manier in Form von Vorträgen oder Fragerunden zur Verfügung stellen, oder die Teilnehmer tragen in der Gruppe ihr eigenes „Fachwissen" zusammen, das sie sich im Laufe ihrer oft langen Krankheitsgeschichte angeeignet haben. Je größer die Gruppe und je höher ihr Organisationsgrad ist, umso eher werden erfahrungsgemäß sogenannte „Experten" von außen als Gäste, gelegentlich auch als Dauerbegleiter der Gruppe, hinzugezogen. Aber auch in kleineren Gruppen taucht häufig der Wunsch nach einem Experten auf. Dieser Wunsch spiegelt die Hoffnung vieler Betroffener durch einen „richtigen" Experten doch noch eine (Er-)Lösung oder wenigstens Teil(er-)lösung von ihrer schicksalhaften Erkrankung zu erhalten oder zumindest das oft auch nach vielen Jahren und vielen Erfahrungen noch als „laienhaft" empfundenen eigenen Erkenntnisse durch eine „kompetente" fachliche Autorität bestätigen zu lassen. Hinzu kommt das Erleben, daß sich hier ein Experte wirklich einmal Zeit nimmt und selbst zu den Betroffenen kommt. Eine Erfahrung, die doch im Gegensatz zu den oft bitteren Erfahrungen vieler RP-Kranker von Schnellabfertigung, Abweisung und mühseligem Bitten und Betteln um jede Information steht. Entsprechend finden solche Expertenauftritte meist ein sehr positives Echo, wenngleich der objektive Hinzugewinn an Information zumindest für die schon länger von der Krankheit Betroffenen eher gering ist.

Eine andere Art von Fachwissen sind die innerhalb der Gruppe zusammengetragenen und ausgetauschten Informationen. Es will nicht mit dem professionelle Fachwissen konkurrieren oder es ersetzen. Art und Umfang des in der Gruppe vermittelten Fachwissens orientiert sich vielmehr an den Bedürfnissen der Teilnehmer. So wird beispielsweise bei medizinischen Fachfragen weder die Netzhautphysiologie noch die Differentialdiagnose der RP erörtert, sondern anhand der Kenntnisse der Teilnehmer, die diese teils von ihren Ärzten, teils anderweitig selbst erworben haben, eine allgemeinverständliche Erklärung vermittelt, was RP ist, womit zu rechnen ist, was getan werden kann und was nicht. Wenngleich in einer SHGG immer auch Unterschiede im Fachwissen der Teilnehmer bestehen bleiben, wird im Laufe der Zeit doch ein bestimmtes Grundwissen über die Krankheit Allgemeingut der Gruppe, das dann auch von Teilnehmern, die ehemals selbst mit den oben aufgeführten Fragen in die Gruppe kamen, engagiert an die „Neuen" weitergegeben wird.

Hierbei wird bereits eine wesentliche Besonderheit der SHG deutlich: Wenn – um ein Beispiel aus meiner Untersuchung anzuführen – ein „alter Hase" einem neuen Teilnehmer sagt, daß es völlig reiche, sich über die Zeitschrift der Pro Retina Deutschland e. V. auf dem Laufenden zu halten, und es gar nichts nütze, permanent zum Arzt zu gehen („Ein weiteres Hinlaufen ist völlig uninteressant!"), unterscheidet sich diese Aussage inhaltlich gar nicht von zahlreichen ähnlichen Aussagen von Ärzten, über die die Betroffenen sich in der Gruppe bitter beklagt haben, weil sie sich abgeschrieben und unverstanden fühlten. Daß ein Teilnehmer im Laufe seiner Gruppenteilnahme selbst solche Aussagen machen kann, ohne die Empörung der Gruppe auf sich zu ziehen, zeigt, daß die Bedeutung einer Information nicht unbedingt nur im Inhalt liegt, sondern in hohem Maße von der Art ihrer Vermittlung abhängig ist. In glaubwürdiger Weise durch Betroffene in einer SHG erfolgt sie nicht abrupt, sondern immer wieder und über einen längeren Zeitraum hinweg.

Ein weiterer Schwerpunkt der SHGG ist die Öffentlichkeitsarbeit, worunter im weitesten Sinne Außenaktivitäten der Gruppe verstanden werden. Auch wenn solche Aktivitäten mehr die Selbsthilfeaktionsgruppen als die Selbsthilfegesprächsgruppen kennzeichnen, ist das Bedürfnis, sich in der Öffentlichkeit Gehör und damit auch ein stückweit Entlastung in der täglichen persönlichen Auseinandersetzung mit der Krankheit und ihren Folgen zu verschaffen, groß und entsprechend immer wieder Thema. Allerdings ist es für eine kleine Selbsthilfegruppe nicht leicht, aus eigener Kraft öffentlichkeitswirksame Aktionen auf die Beine zu stellen oder den notwendigen Zugang zu Medien zu finden, um die vor allem in der Anfangsphase einer Gruppe oft sprudelnden Ideen (Zeitungsartikel schreiben, Litfaßsäulenwerbung, Demonstrationen vor Augenkliniken etc.) auch umzusetzen.

Ähnlich verhält es sich mit der Forschung, auf die verständlicherweise das natürliche Interesse vieler Betroffener gerichtet ist, vor allem, wenn die Forschungsförderung das Selbstverständnis einer Selbsthilfevereinigung so stark bestimmt, wie das bei der Pro Retina Deutschland e. V. der Fall ist. Wenngleich die Forschung daher in der Gruppe immer wieder als Thema präsent war, so war es ihr als kleiner regionaler SHGG doch kaum möglich, Einfluß auf diesen Bereich zu nehmen. Das Verhältnis zur Forschung wurde in der von mir untersuchten Gruppe sogar zu einem maßgeblichen Faktor für die Abgrenzung von der damaligen Deutschen Renititis Pigmentosa Vereinigung (DRPV): Von dieser immer wieder aufgefordert, doch auf lokaler Ebene an Forscher, Ärzte und Sponsoren heranzutreten, entwickelte sich in der Gruppe zunehmend eine Sensibilität für die in entsprechenden Aufrufen der DRPV zwar öffentlichkeitswirksam transportierte, aber auch Vorurteile, Stigmatisierung und Ausgrenzung verstärkende „Opferrolle" der Betroffenen. Ihr Auftreten stand für die meisten Teilnehmer schließlich soweit in Gegensatz zu ihrem inzwischen in der Gruppe entwickelten, selbstbewußteren Krankheitsverständnis, daß sie die „mitleidsheischende Art", in der die DRPV ihren Forderungen in der Öffentlichkeit Nachdruck zu verleihen suchte, ablehnten und sich von der „Forschung um jeden Preis" distanzierten.

Auch ein anderes Spannungsfeld, in dem SHGG immer wieder stehen, wird am Thema Forschung besonders deutlich: Je mehr sich eine Gruppe inhaltlich mit den Entwicklungen in der Krankheits- und Therapieforschung beschäftigt und je mehr Hilfe sie von außen erwartet, je größere Hoffnungen hieran in der Gruppe geknüpft werden, um so größer ist die Gefahr, daß die Auseinandersetzung mit der Krankheit in der Gruppe auf einer Ebene verbleibt, auf der die Krankheit nur als Feind und Despot erlebt wird, den es um jeden Preis zu bekämpfen und möglichst aus der Welt zu schaffen gilt. Diese Einstellung schränkt aber andere, besondere Chancen der Krankheitsbewältigung, wie sie gerade eine SHGG bietet, deutlich ein, nämlich die Annäherung an ein Leben mit der Krankheit statt gegen sie.

Dies ist der Kern des letzten, von mir als persönliche Auseinandersetzung mit der Krankheit bezeichneten inhaltlichen Schwerpunktes der meisten SHGG. Die Gespräche haben über das Erzählen der eigenen Krankengeschichte, die Vermittlung von Sachinformationen und den Austausch praktischer Tips hinaus das innere Erleben und die emotionale Verarbeitung des Krankseins zum Thema. Solche Abschnitte eines Gruppentreffens sind praktisch immer durch eine außerordentlich dichte Atmosphäre gekennzeichnet, die alle Teilnehmer gefangen nimmt. Das offene Ansprechen von Gefühlen wie Angst, Scham oder Wut stellt für die Teilnehmer vielfach eine befreiende Erfahrung dar. Eigene, oft verdrängte Regungen werden am Beispiel anderer bewußt. Individuell erlebte Ängste und Sorgen entpuppen sich als allgemeine und „normale" Reaktionsweisen. Es kommt zu einer realitätsgerechteren Wahrnehmung des Lebens mit der Krankheit.

Das Verhältnis zu Normalsichtigen einschließlich der Freunde und Ehepartner, die Probleme des Offenlegens der eigenen Krankheit im Gespräch oder durch äußere Zeichen wie die gelbe Binde oder den weißen Stock und das Selbstwertgefühl als RP-kranker Mensch stehen im Mittelpunkt dieser intensiven Gespräche.

Zu dieser persönlichen, emotionalen und sachbezogenen Auseinandersetzung kommt es allerdings auch in einer SHGG nicht selbstverständlich. Sie benötigt Zeit und eine gewisse Kontinuität der Gruppe, damit eine Atmosphäre des Vertrauens entstehen kann. Noch wichtiger aber ist der Mut einzelner Teilnehmer, in einer mehr oder minder fremden, halböffentlichen Gruppe eigene Gefühle und konkrete und persönliche Schwierigkeiten, allen gesellschaftlichen Konventionen zum Trotz, tatsächlich preiszugeben. Ein einzelner Vorstoß eines für einen Augenblick mutig gewordenen Teilnehmers kann so die ganze weitere Entwicklung einer Gruppe prägen.

Möglichkeiten und Grenzen der Selbsthilfegruppen

Welche Hilfe können Betroffene von der Teilnahme an einer SHGG erwarten?

Die Teilnehmer der von mir untersuchten Gruppe betonten spontan immer wieder den Zuwachs an Information und Kompetenz, den sie auf verschiedenen Ebenen in der Gruppe erfuhren. Oft war die glaubhafte Bestätigung von Informationen aus dem Mund Gleichbetroffener entscheidend. Sie erlebten eine Sensibilisierung und Schärfung ihres Problembewußtseins z. B. im Zusammenhang mit Stigmatisierungsprozessen und gewannen damit ein Stück Selbsterkenntnis, das sie nach eigenem Bekunden durchaus zu Verhaltensänderungen wie einem anderen Auftreten in bestimmten Alltags-

182

situationen befähigte. Indirekt klang vielfach ein Zuwachs an Kraft, Mut und Selbstvertrauen an, den sie in der Gruppe erfuhren. Einzelnen Teilnehmern, die in ihrem Umgang mit der Krankheit als Vorbilder und Hoffnungsträger erlebt wurden, fiel in der Gruppe eine besondere Rolle zu. Schließlich bildete die Gruppe eine Gemeinschaft, die sich solidarisch um die Belange der Betroffenen kümmert und stärkte deren Selbstbewußtsein.

So positiv diese Selbstaussagen von Gruppenteilnehmern sind, sollte nicht übersehen werden, daß sie doch nur von einem Teil der Gruppenmitglieder stammten und daß es auch eine Reihe von Teilnehmern gab, die nur ein-, zwei- oder dreimal zu den Treffen erschienen und dann kommentarlos wieder weggeblieben waren, denen die Gruppe in ihrer konkreten Situation also keine Hilfe geboten hatte. Im folgenden möchte ich daher versuchen, unsere Frage nach Hilfe in der Selbsthilfegruppe noch etwas tiefergreifend vor dem Hintergrund gegenwärtiger Konzepte der „Bewältigungsforschung" chronischer Krankheit und Behinderung zu reflektieren.

In der Tat erscheint das Spektrum dessen, was die Gruppe den Teilnehmern an Unterstützung anzubieten hat, breit. In Anlehnung an HEIM u. a. (1988) findet sie auf drei Ebenen statt: der des Fühlens durch Befriedigung psychosozialer Grundbedürfnisse, der des Denkens durch die Auslösung kognitiver Differenzierungsprozesse und der des Handelns durch praktische Hilfe und Eröffnung neuer Handlungsmöglichkeiten.

Die Befriedigung psychosozialer Grundbedürfnisse umfaßt v.a. die Erfüllung der emotionalen Bedürfnisse in der Gruppe. Die Teilnehmer können sich aussprechen, werden in ihren Sorgen gehört und ernstgenommen, können in einem bestimmten Rahmen Gefühle zeigen und finden Verständnis. Die Teilnehmer erfahren in der Gruppe Geborgenheit und Rückhalt und damit Minderung ihrer Isolation. Das Gefühl subjektiven

Scheiterns an der Krankheit wird durch die Erfahrung gemeinsam geteilten Leidens zumindest teilweise aufgehoben.

Die Teilnehmer können sich in der Gruppe über die Vielschichtigkeit ihrer Krankheit und deren Folgeprobleme klarwerden. Die Krankheit erweist sich nicht nur als Phänomen, das in die verschiedenen Lebensbereiche, angefangen von der individuellen Körperlichkeit über private und familiäre Beziehungen bis in den Beruf und das gesamte soziale Umfeld reicht, sondern auch als keineswegs nur durch das objektive Fortschreiten der Erkrankung gekennzeichnet. Nicht nur das Ausmaß der tatsächlichen Seheinschränkung, sondern auch Stigmatisierungsprozesse, inhumane gesellschaftliche Leistungs- und Wertmaßstäbe und vielfältige „Konstruktionen der Wirklichkeit" durch Nichtbehinderte, aber auch der eigene Umgang damit und das Ausmaß, in dem man die Krankheit im eigenen Leben Platz greifen läßt, bestimmten das Krankheitserleben der Betroffenen. Eine SHGG kann kognitive Differenzierungsprozesse auslösen, als deren Ergebnis sich ein neues Krankheitsverständnis entwickelt, das Um- und Neubewertungsprozesse erfordert. Die gewohnte Krankenrolle, die die Zuständigkeit für das eigene Befinden an das Medizinsystem abtritt, gerät ins Wanken, das Erkennen der eigenen Anteile am Kranksein führt aus der Opferrolle, die zwar von Verantwortung entlastet, aber auch leiden und nicht erwachsen werden läßt.

Schließlich unterstützt die Gruppe die Teilnehmer durch praktische Hilfe und die Eröffnung neuer Handlungsmöglichkeiten. Eine SHGG informiert über Hilfsmittel und Unterstützungsleistungen, vermittelt weitergehende Beratungsmöglichkeiten und gibt Tips zur Bewältigung alltagspraktischer Probleme. Die Teilnehmer erhalten aber nicht nur Hilfe, sie geben auch selbst Rat weiter, werden z.T. Vorbild für andere. Ihr persönliches Erfahrungswissen gewinnt damit an Bedeutung und ihr Selbstwertgefühl steigt. Außenaktivitäten der

Gruppe können zu einer sozialen Aktivierung der Betroffenen beitragen.

Mit der Entwicklung eines differenzierteren Krankheitsverständnisses tun sich neue Ansätze zur Krankheitsbewältigung auf. Das Gefühl globaler Ohnmacht schwindet, ermutigt durch gelebte Vorbilder werden Grenzen aus Angst, Scham oder verinnerlichten Vorurteilen überschritten. Die Teilnehmer gewinnen Mut und Selbstsicherheit, auch außerhalb der Gruppe über ihre Behinderung zu sprechen, entsprechende Kennzeichen zu tragen, ein Mobilitätstraining aufzunehmen oder Konfliktpunkte mit ihren Partnern ehrlicher anzusprechen.

In geradezu idealtypischer Weise wird die Unterstützung in der SHG als Einheit von Fühlen, Denken und Handeln konkret erlebbar. Um so mehr bleibt allerdings zu fragen, warum trotz dieses so breiten und in der Theorie so günstig sich ergänzenden Spektrums positiver Effekte, das auch in anderen Untersuchungen zu Wirkungen von Gesundheitsselbsthilfegruppen immer wieder belegt werden konnte, nicht viel mehr Betroffene tatsählich von der Teilnahme an einer SHGG profitieren? An der von mir beobachteten Gruppe wurde deutlich, daß die Gruppe zwar den meisten Teilnehmern Rückhalt, emotionale Entlastung und ein Stück „Normalität" bieten konnte, aber nicht jeden Teilnehmer in seinem persönlichen Auseinandersetzungsprozeß mit der Krankheit weitergebracht hat.

Krankheitsbewältigung als Balancierung von Vermeidung und Auseinandersetzung

Was bedeutet nun „in seinem persönlichen Auseinandersetzungsprozeß weitergebracht werden"? Mit dieser Frage befaßt sich die Bewältigungsforschung chronischer Krankheiten und Behinderungen sehr intensiv, ohne bisher jedoch ein einheitliches Konzept gefunden zu haben. Kontrovers diskutiert wird die Bewertung sogenannter Abwehrmechanismen bei der Bewältigung der Krankheit. Wann, unter welchen Umständen, für welchen Zeitraum und in welcher Intensität Mechanismen der Verdrängung und Abwehr für den Bewältigungsprozeß nicht nur tolerabel, sondern möglicherweise notwendig und förderlich sein können oder umgekehrt, wann und unter welchen Umständen sie hemmend, schädlich, ja möglicherweise selbstzerstörerisch werden. Dies gilt auch für die Frage nach den „richtigen" Kriterien für eine „gelungene" Bewältigung. Soll die emotionale Befindlichkeit des Betroffenen, das Maß seiner beruflichen Wiedereingliederung oder die Einwilligung in das „schulmedizinisch Gebotene", der weitgehende Erhalt von Körperfunktionen, die erhaltene soziale Integration oder eine „realitätsgerechte" Anpassung an die Krankheit Maßstab einer gelungenen Bewältigung sein?

Mit anderen Worten: Ein und dieselbe Bewältigungsstrategie kann für den einen Betroffenen im Hinblick auf seine momentane Situation und die dadurch im Vordergrund stehenden Ziele angemessen und hilfreich sein, für einen anderen Betroffenen in seinem derzeitigen Bezugsrahmen jedoch unangemessen und blockierend. Die Bewertung von Bewältigungsstrategien kann immer nur vor dem Hintergrund der individuellen Situation des Betroffenen erfolgen. Auch können Strategien, die sich in frühen Phasen des Auseinandersetzungsprozesses bewährt haben – z. B. das Sammeln von Informationen, die Konsultation von Experten, um keine Chancen zu verpassen, das Verdrängen der Krankheit durch noch stärkeres berufliches Engagement etc. –, sich in späteren Phasen im Hinblick auf ein Leben mit der Krankheit statt gegen sie als nicht mehr hilfreich erweisen, ja diesen Annäherungsprozeß sogar verhindern. Entsprechend ambivalent erweist sich auch das Angebotsspektrum einer SHG.

Das Sammeln von Informationen ist sicher eine wichtige Voraussetzung für eine realitätsgerechte Einschätzung der eigenen Lebenssituation unter den Bedingungen der RP und somit ein wichtiger, aktiver Schritt in der Auseinandersetzung mit der Krankheit. Es kann aber auch eine Eigendynamik entwickeln, in der nicht mehr der konkrete Inhalt, sondern die sozial anerkannte, zugleich aber auch Distanz wahrende Form der Auseinandersetzung mit der Krankheit im Vordergrund steht. So ist es bspw. eine Sache, sich formal-inhaltlich über Angebote eines Mobilitätstrainings informieren zu lassen, und eine andere, das, was der Gedanke an ein solches Training auslöst, die emotionalen Hürden, Ängste, Scham, das Eingeständnis, daß die Krankheit allen Hoffnungen zum Trotz fortschreitet etc., in der Gruppe aus der persönlichen Betroffenheit heraus zur Sprache zu bringen.

In ähnlicher Weise kann der Wunsch Experten einzuladen ein emanzipatorischer Schritt in die Auseinandersetzung i. S. einer aktiven Herausforderung der Experten darstellen, für andere Teilnehmer aber auch einen Schritt aus der Auseinandersetzung heraus sein, wenn die Verantwortung für das eigene Befinden an den Experten delegiert wird.

Ebenso kann Öffentlichkeitsarbeit ein selbstbewußter Schritt der Betroffenen aus ihrem gesellschaftlichen Schattendasein heraus sein und für die Gesellschaft einen Beitrag zu einem allmählichen Veränderungsprozeß darstellen. Sie kann aber auch den Charakter einer Flucht annehmen, indem der Illusion Vorschub geleistet wird, durch genügende Aufklärung der Öffentlichkeit einer persönlichen Auseinandersetzung mit der Krankheit und ihren Konsequenzen – etwa i. S. der Kenntlichmachung als Sehbehinderte – ausweichen zu können.

Eine entsprechende Ambivalenz liegt in den berechtigten Forderungen nach mehr Forschung auf dem Gebiet der eigenen Krankheit.

Diese Beispiele mögen genügen um zu erklären, warum die o. g. und durchaus belegbaren Leistungen und Wirkungen von SHGG nicht wirklich jedem einzelnen Teilnehmer in seinem individuellen Auseinandersetzungsprozeß mit der RP weiterhelfen. Die Konfrontation mit einer chronischen Krankheit oder Behinderung bedeutet stets einen gravierenden Einbruch in das Selbstbild, die persönlichen Lebensentwürfe, die sozialen Bezüge, kurz die gesamte Identität des Betroffenen. Zugleich erfordert die Annäherung an ein Leben mit der Krankheit Um- und Neubewertungsprozesse, die die bisherigen Denk- und Handlungsmuster infragestellen und damit die eigene Identität bedrohen. Eine SHGG, die ihren Teilnehmern Hilfe und Begleitung bei der Bewältigung ihrer Krankheit sein will, steht damit vor einem schwierigen Balanceakt: Auf der einen Seite wird sie mit der nur zu verständlichen Erwartung vieler Teilnehmer konfrontiert, in der Gruppe nicht weitere Verunsicherung, sondern Stabilisierung und Stärkung ihrer ohnehin durch die Krankheit beschädigten Identität zu erfahren. Auf der anderen Seite wird sie ihren Teilnehmern sogar zusätzliche Belastungen zumuten müssen in Form von Überdenken, Relativieren und Ändern bisher im Leben liebgewonnener und verinnerlichter Einstellungen, Normen, Prioritäten, Leistungs- und Wertmaßstäben, wenn sie Impulse für eine positive Entwicklung geben will.

Das, was ein Betroffener an identitätserhaltender Unterstützung braucht und was er an zusätzlicher, zumindest vorübergehender, Identitätsgefährdung verträgt, ist individuell und je nach Stand der Auseinandersetzung mit der Krankheit unterschiedlich. Daher wird eine SHGG diese Balance kaum für alle Teilnehmer halten können. Das Wegbleiben von Teilnehmern, deren Bedürfnisse die Gruppe in der einen oder anderen Richtung nicht genügend erfüllen kann, ist deshalb programmiert. Die einen sagen, daß ihnen die Gruppe „nichts bringt", weil sie ihnen „nicht tief genug" geht, bei anderen Teilnehmern, die sich in einem frühen Krankheitsstadium befinden, lösen die Gespräche mehr Ängste aus, als sie an Rückhalt und Sicherheit zu vermitteln vermögen.

Dieser Balanceakt drückt sich meist in dem Verhältnis von sachbezogener Arbeit – als eher Distanz wahrender Bewältigungsstrategie – zu gefühlsbezogener Arbeit aus (die die persönliche und emotionale Betroffenheit der Teilnehmer berührt). Jede Gruppe muß das für ihre Teilnehmer optimale Verhältnis zwischen sach- und gefühlsbezogenen Anteilen der Gruppenarbeit finden. Daß eine solche Verbindung möglich ist, hat das Beispiel der von mir beobachteten RP-Regionalgruppe Hamburg gezeigt. Während die Gruppe für sachbezogene Arbeit, wie die Organisation von Beratungsangeboten, Öffentlichkeitsarbeit oder die Interessenvertretung auf dem Gebiet der Forschung relativ groß sein muß, ist die gefühlsbezogene Arbeit nur in einer kleinen Gruppe möglich. Krankheitsbewältigung i. S. eines Annäherungsprozesses an ein Leben mit der Krankheit unter Einschluß aller damit verbundenen potentiellen Widersprüche ist allerdings nur unter Einbezug emotionaler Inhalte und damit in Gruppen möglich, die eine gefühlsbezogene Thematisierung der Krankheit noch zulassen. Nur hier kann das vielfältige Spektrum der Auseinandersetzungsmöglichkeiten mit einer chronischen Krankheit/Behinderung zu einem schrittweise balancierten Bewältigungsprozeß mit dem Ziel einer Akzeptanz der Krankheit beitragen. Genau hierin liegen die Chancen und Qualitäten kleiner, überschaubarer SHGG.

Die Selbsthilfegruppe als gemeinschaftliches Lernfeld

Hiermit bin ich beim letzten Aspekt, den ich zur Beantwortung unserer Ausgangsfrage nach der „Hilfe in der Selbsthilfegruppe" anschneiden möchte, den vielfachen Bedingungen und Einflußfaktoren, von denen es abhängt, ob die besonderen Qualitäten, die den Bewältigungsprozeß einer Krankheit in einer SHG gegenüber anderen Formen individueller, gemeinschaftlicher oder auch therapeutisch begleiteter Krankheitsbewältigung auszeichnen, tatsächlich in einer konkreten Gruppe zum Tragen kommen.

Ausgangspunkt dieser Überlegungen ist die im Rahmen meiner Forschungsarbeit entwickelte These, daß sich Krankheitsbewältigung in einer SHGG in erster Linie als ein wechselseitiger Lernprozeß vollzieht, für den das „Lernfeld SHG" durch besondere Qualitäten, wie sie in dieser Kombination auch nur dort zu finden sind, besonders günstige Voraussetzungen bietet.

Als diese Qualitäten lassen sich die Gleichbetroffenheit und Verschiedenheit der Teilnehmer, die gleichberechtigte Beteiligung am Gruppengeschehen, Selbstbestimmung von Inhalten, Zielen und Werten sowie die Kontinuität der Gruppenarbeit charakterisieren.

Die gleiche Betroffenheit der Teilnehmer gilt als das zentrale Merkmal einer SHG. Sie schafft einen gegenseitigen Vertrauensvorschuß, das Gefühl verstanden zu werden und eine höhere Akzeptanz von Informationen, die in der Gruppe vermittelt werden, gegenüber solchen, mit denen die Teilnehmer außerhalb der Gruppe durch Professionelle oder andere Nichtbetroffene konfrontiert werden. Diese Gemeinsamkeit ist aber zugleich das mißverständlichste Merkmal der SHG. Denn die subjektive Betroffenheit und das subjektive Erleben der Krankheit ist oft sehr unterschiedlich und im Kern lebt die SHGG gerade von dieser Verschiedenheit der Gleichbetroffenen. Erst die Pluralität von Einstellungen und Umgangsformen mit der Krankheit, wie sie von den verschiedenen Teilnehmer vertreten wird, ermöglicht den anderen Teilnehmern Veränderungen und Weiterentwicklungen ihrer Denk- und Handlungsmuster.

Die gleichberechtigte Beteiligung am Gruppengeschehen ist ein weiteres Merkmal des Lernfeldes SHGG. Sie führt ihre Teilnehmer aus den gewohnten Ohnmachts- und Abhängigkeitsverhältnissen, wie sie der traditionellen Krankenrolle anhaften, heraus. Das im aktiven Austausch und anhand konkreter Vorbilder in der Gruppe Erfahrene, Erlebte und Gelernte hat eine andere Qualität als das aus passiver Distanz in Vorträgen Gehörte oder aus Büchern zur Kenntnis Genommene. Aufgrund der Selbstbestimmug der Teilnehmer in der Gruppe werden die Ziele der Gruppe nicht von außen vorgegeben, deren Erreichen nicht mit äußeren Maßstäben gemessen, bleiben die Inhalte flexibel und orientieren sich an den konkreten Bedürfnissen der Betroffenen.

Lernprozesse wie sie in SHGG stattfinden sind keine vorherbestimmten Lerneinheiten, die in einem zeitlich und inhaltlich strukturierten Lehrplan abgearbeitet werden könnten, sondern beschreiben einen gemeinsam zu findenden Weg, den die Teilnehmer in einer Einheit aus emotionalem Rückhalt und kognitiver Herausforderung durchschreiten müssen. Dieser Prozeß erfordert eine kontinuierliche Gruppenarbeit.

Anhand der genannten besonderen Qualitäten, die das „Lernfeld SHG" charakterisieren, wird allerdings auch schnell deutlich, daß es zahlreiche beeinflußbare und nicht beeinflußbare Faktoren gibt, die diese kommunikations- und lerntheoretisch zunächst günstigen Rahmenbedingungen näher modifizieren und damit die Qualität einer SHGG als ein solches Lernfeld fördern oder hemmen können.

Strukturelle Faktoren wie die Gruppengröße, von der bereits die Rede war, aber auch die Offenheit der Gruppe für neue Teilnehmer, haben Einfluß auf die Fluktuation und die Kontinuität des Gruppenprozesses. Auch die Regelmäßigkeit und Häufigkeit der Treffen sowie die Definition des Teilnehmerkreises spielen eine Rolle: Sollen nur unmittelbar von einer bestimmten Krankheit Betroffene Zugang zu der Gruppe haben oder auch Angehörige und Menschen mit ähnlichen Krankheiten und Behinderungen, auch professionelle Helfer? Schließlich sind der Organisationsgrad der Gruppe und die Festlegung ihrer Inhalte etwa in Form eines fertigen Programmangebotes zu nennen, Faktoren, die allerdings in der Regel wieder eng mit der Gruppengröße verknüpft sind.

Als weitere Gruppe von Faktoren lassen sich solche benennen, die sich auf die Teilnehmer selbst und ihr Zusammenwirken als Gruppe beziehen. Eine entscheidenden Rolle spielt die tatsächliche Motivation der Betroffenen zur Teilnahme an einer SHGG. Dies mag sich provokant anhören, ist jedoch keineswegs in jedem Fall selbstverständlich. Es kommt immer wieder vor, daß Betroffene von ihren Ärzten oder sonstigen „wohlwollenden" Professionellen nicht nur auf Selbsthilfegruppen hingewiesen, sondern regelrecht dorthin überwiesen werden. Egal ob dies Ausdruck professioneller Bequemlichkeit, Ohnmacht im Umgang mit chronisch kranken Menschen oder Unkenntnis darüber ist, was eine SHG ist und was sie zu leisten vermag, führt diese Art von Teilnehmerzuweisung fast immer zu Problemen für die Betroffenen und die Gruppe. Das Fehlen gezielter eigener Erwartungen an die Gruppenteilnahme fördert eine passive Konsumhaltung, die die Selbsthilfegruppe „auch noch mitnimmt", der aber in aller Regel eine SHG nicht gewachsen ist. Dies führt oft wieder zu raschem Fernbleiben und behindert den Gruppenprozeß erheblich.

Eine Rolle spielt auch der persönliche Zeitpunkt des Eintritts in eine Gruppe. Teilnehmer, die erst sehr kurz von ihrer Diagnose wissen, haben meist andere Erwartungen und Interessen als diejenigen, die sich schon länger mit ihrer Krankheit auseinandersetzen.

Wesentliche ist außerdem das Ausmaß der in der Gruppe vorhandenen metakommunikativen Kompetenz, also der Fähigkeit, die in der üblichen Kommunikation oft nicht ausgesprochene, teilweise auch unbewußte Gefühlsebene in die Kommunikation einzubeziehen. Gibt es in der Gruppe genug Bereitschaft zu Offenheit, Mut zur Selbstoffenbarungund einfühlendes Verstehen? Können unterschiedliche Deutungen und Wertungen eines Geschehens ausgehalten werden? Ist genügend Fähigkeit zur Selbstreflexion und die Bereitschaft, eigene Deutungs- und Handlungsmuster in Frage stellen zu lassen, vorhanden?

Diese Fähigkeiten müssen nicht bei jedem Teilnehmer von Anfang an vorhanden sein. Sie können in der Gruppe auch gelernt und vertieft werden. Allerdings sollte ein Mindestmaß an metakommunikativer Kompetenz auch zu Beginn einer Gruppe schon vorhanden sein.

Das gleiche gilt für eine gewisse handlungspraktische Kompetenz, also organisatorisch-praktischen Fähigkeiten, aber auch die Fähigkeit, gesetzte Ziele konsequent umzusetzen, und nicht zuletzt eine gute Portion Kreativität.

Schließlich können äußere Einflußfaktoren auf die Qualität einer SHGG als Lernfeld einwirken, insbesondere wenn Fremdinteressen in die Gruppe getragen werden bspw. von Professionellen oder durch Erwartungshaltungen übergeordneter SHO bzgl. der inhaltlichen Arbeit lokaler SHG.

Fazit

Die Vielzahl der Einflußfaktoren, aber auch die Vielschichtigkeit des Bewältigungsprozesses einer chronischen Krankheit oder Behinderung verdeutlichen, wie schwer unsere Ausgangsfrage „Hilfe in der Selbsthilfegruppe?" – trotz vieler und gut belegter positiver Wirkungen und Leistungen von SHGG – allgemein zu beantworten ist.

Eine SHGG ist nie nur Quelle von Unterstützungsleistungen, sondern stets ein Produkt dessen, was von den Teilnehmern in die Gruppe eingebracht wird. Sie sind die Profiteure und Erbringer dessen, was die Gruppe zu ihrer Krankheitsbewältigung beizutragen vermag. Dies schließt keineswegs aus, daß auch Teilnehmer ohne besondere Vorerfahrungen oder Gesprächskompetenzen von einer SHGG profitieren, indem sie Tips und Informationen erhalten, am Vorbild anderer Stück für Stück lernen, ihre Lebenssituation mit der Krankheit neu zu sehen und wieder selbstbewußter zu gestalten, und nebenbei metakommunikative und andere Kompetenzen, die in der Gruppe vorhanden sind, erwerben.

Meines Erachtens müssen die Teilnehmer die Motivation (und damit einen entsprechenden Leidensdruck) als Basis für Veränderungsprozesse mitbringen, und die Gruppe selbst sollte über gewisse metakommunikative Kompetenzen und Bewältigungsansätze verfügen.

Letztlich bleibt die Antwort auf die Frage „Hilfe in der Selbsthilfegruppe?" immer auch ein stückweit dem Zufall oder Glück überlassen.

Literatur

BEUTEL, M.: Bewältigungsprozesse bei chronischen Krankheiten. (Weinheim 1988)

HEIM, E. u. a.: Die Berner Bewältigungsformen (BEFO). Manual zur Erfassung der Krankheitsbewältigung. (Bern 1988)

KÄCHELE, H.; STEFFENS, W. (Hrsg.): Bewältigung und Abwehr. Beiträge Psychologie und Psychotherapie schwerer körperlicher Krankheiten. Springer. (Berlin, Heidelberg, New York 1988)

LÜBKE, N.: „Die Krankheit ist nur ein Teil meines Lebens": Krankheitsbewältigung in Selbsthilfegruppen. (Frankfurt 1995)

MUTHNEY, F. A. (Hrsg.): Krankheitsverarbeitung: Hintergrundtheorien, klinische Erfassung und empirische Ergebnisse. (Berlin, Heidelberg, New York 1990)

SCHUCHARDT, E.: Soziale Integration Behinderter. Bd. 1 u. 2 (Bad Heilbrunn, 3. erw. Aufl. 1990)

TROJAN, A. (Hrsg.): Wissen ist Macht. Eigenständig durch Selbsthilfe in Gruppen. (Frankfurt 1986)

Psychotherapie als Hilfe bei der Bewältigung degenerativer Netzhauterkrankungen und ihrer Folgen

Eva-Maria Glofke-Schulz

In den vorangegangenen Kapiteln beschäftigten wir uns mit unterschiedlichen Facetten des Lebens mit einer degenerativen, fortschreitenden Netzhauterkrankung, mit Problemen ebenso wie mit Bewältigungsmöglichkeiten. Dabei wurde bereits betont, wie hilfreich und notwendig Unterstützung durch Mitmenschen ist; diese können Angehörige, Freunde, Arbeitskollegen oder andere RP-Betroffene sein, mit denen wir uns in Selbsthilfegesprächsgruppen (vgl. den Beitrag von N. LÜBKE), im Rahmen gegenseitiger Beratung, dem sogenannten „peer counseling" (vgl. S. BAUS in diesem Band) und/oder im informellen Rahmen, z. B. bei RP-Stammtischen o. ä., treffen und austauschen können.

Wir Menschen sind keine Einsiedler, sondern soziale Wesen, die sich erst im Umgang mit anderen wirklich entwickeln und entfalten. Der Philosoph Martin BUBER drückte dies so aus, daß wir erst am Du zum Ich werden. Diese Grundbedingung menschlichen Daseins wird besonders deutlich, wenn wir – aus welchen Gründen auch immer – in Schwierigkeiten geraten und mit ernsten Lebensproblemen umzugehen haben.

Schleichender Sehverlust und seine Folgen sind ein Problem, zu dessen praktischer und emotionaler Bewältigung wir immer wieder auf den Beistand anderer Menschen angewiesen sind. In Gesprächen über behinderte Menschen hören wir oft (meist von Nichtbehinderten) den Anspruch: „Er/sie muß eben seine/ihre Behinderung akzeptieren." Dabei wird meist unausgesprochen erwartet, daß der Betroffene dies allein, sozusagen im stillen Kämmerlein, bewerkstellige. „Geläutert" (und „pflegeleicht") soll er heraustreten in eine Gemeinschaft, für die er dann kein großes Problem mehr darstellt und auch nicht darzustellen hat. Dies mag ein wenig überspitzt klingen. Entwicklung im allgemeinen, die Bewältigung einer Krankheit oder Behinderung im speziellen kann aber nicht außerhalb zwischenmenschlicher Beziehungen fruchtbar stattfinden. Das heißt natürlich nicht, daß jeder, der an RP erkrankt ist, zwingend professionelle Psychotherapie in Anspruch nehmen muß. Bekanntlich gibt es viele Wege nach Rom, und nicht für jeden ist der gleiche Weg sinnvoll und hilfreich. Tragende familiäre und außerfamiliäre Beziehungen und der Kontakt zu Mitbetroffenen, etwa in einer Selbsthilfegruppe, können einen sicheren Rahmen schaffen, innerhalb dessen die Verarbeitung und persönliche Entwicklung möglich ist. Angehörige und Freunde können aber auch überfordert sein und die Not einer aktuellen Krise oder chronischen seelischen Fehlhaltung nicht auffangen– was auch nicht immer ihre Aufgabe ist. In einem solchen Fall kann es hilfreich, vielleicht sogar notwendig sein, professionelle psychotherapeutische Hilfe in Anspruch zu nehmen.

Psychotherapie ist eine komplexe Angelegenheit, über die es sehr viel zu sagen gäbe. So kann es nicht Sinn dieses Abschnitts sein, umfassend darüber zu informieren. Vielmehr möchte ich an dieser Stelle Mut machen, den Weg zum Psychotherapeuten nicht zu scheuen und darüber aufklären, wann professionelle Hilfe sinnvoll ist und wie man sich ein wenig durch den „Psycho-Dschungel" hindurchfinden, kurz, wie man einen geeigneten Psychotherapeuten finden kann. Schließlich soll darüber informiert werden, wie derzeit in Deutschland die Finanzierungsmöglichkeiten durch die Krankenkassen aussehen.

Wann ist Psychotherapie empfehlenswert?

Das Wort „Psychotherapie" stammt aus dem Griechischem und kann als „Begleitung der Seele auf ihrem Weg" übersetzt werden. Der Psychotherapeut ist kein Lehrer, der Wissen vermittelt oder Ratschläge erteilt, sondern ein Mensch, der einen anderen Menschen, der sich ihm als Patient anvertraut, auf seinem seelischen Entwicklungsweg begleitet. Dies tut er vor allem dann, wenn es auf diesem Entwicklungsweg Blockierungen und Hindernisse gibt, die der betroffene Mensch nicht allein oder mit Hilfe seiner Bezugspersonen überwinden kann und aus solchen Blockierungen psychische oder körperliche Symptome entstehen.

Wer mit chronischer Krankheit oder Behinderung leben lernen muß, ist auf seinem Entwicklungsweg anderen und oft größeren Hindernissen und Belastungen ausgesetzt als andere Menschen. Der Schock der Diagnose, die Angst vor dem drohenden Sehverlust, der Verlust an Fähigkeiten, Schwierigkeiten am Arbeitsplatz oder Arbeitsplatzverlust sowie Erschütterungen des Selbstbildes und Irritationen in den familiären Beziehungen sind nur einige der Hürden, die wir zu nehmen haben auf dem Weg, um auch mit (und nicht trotz) der Behinderung ein erfülltes, befriedigendes Leben zu führen. So wie es bei einer schwierigen Bergtour ratsam sein kann, einen ortskundigen Bergführer mitzunehmen, kann ein Psychotherapeut als professioneller Helfer wesentlich dazu beitragen, daß der Erkrankte einen solchen Entwicklungsweg gehen kann, ohne vor Hindernissen zu verzweifeln oder sich öfter als nötig in Sackgassen zu verlaufen.

Psychotherapie und Selbsterfahrung sind als Hilfe bei der Auseinandersetzung mit RP deshalb auch dann legitim, wenn keine seelische oder psychosomatische Erkrankung im engeren Sinne vorliegt. Dies betone ich vor allem deshalb, weil dem Gang zum Psychotherapeuten in unserer Kultur – trotz des sogenannten „Psychobooms" – immer noch ein gewisser

Makel anhaftet im Sinne von: „Da gehe ich nicht hin, ich bin doch nicht verrückt."

Angehörige und Freunde können oft wesentlich entlastet werden, wenn wir Betroffenen nicht unseren gesamten mit der Behinderung zusammenhängenden Frust ausschließlich bei ihnen abladen, sondern auch Außenstehende hinzuziehen. Dieser Aspekt wird von uns Betroffenen gern unterschätzt und wir neigen dazu, unsere Angehörigen (die ja schließlich sehen können...) für grenzenlos belastbar zu halten.

Selbsterfahrung ist aber, auch wenn die Übergänge fließend sind, etwas anderes als Psychotherapie im engeren Sinne. Letztere dient der Behandlung seelisch verursachter körperlicher oder psychischer Symptome bzw. Erkrankungen; so zumindest schreiben es die Psychotherapierichtlinien vor, die für die Kostenübernahme durch die Krankenkassen ausschlaggebend sind. Abgesehen von diesem formalen Aspekt ist das Vorliegen psychischer oder psychosomatischer Symptome ein klarer Hinweis darauf, daß der Betroffene so sehr ins Ungleichgewicht geraten ist, daß es ohne professionelle Hilfe nur schwer möglich oder zumindest unnötig mühsam sein wird, wieder ein seelisches Gleichgewicht herzustellen und die Symptome damit überflüssig zu machen.

Natürlich muß nicht jedes Symptom in direktem oder indirektem Zusammenhang mit der RP und deren Verarbeitung stehen, sind wir doch nicht nur RP-Betroffene, sondern auch Individuen mit je unterschiedlichen Lebensgeschichten und Lebenslagen. Die jeweiligen Ursachen psychischer oder psychosomatischer Beschwerden herauszufinden, ist nicht immer ganz einfach und nimmt in einer Psychotherapie oft viel Zeit in Anspruch. Ohne Anspruch auf Vollständigkeit seien im folgenden einige Symptome genannt, die es ratsam erscheinen lassen, nach Ausschluß eventueller körperlicher Ursachen einen Psychotherapeuten aufzusuchen:

- langanhaltende depressive Verstimmungen
- nicht beherrschbare Ängste, z. B. Phobien oder Panik-
attacken
- anhaltende Schlafstörungen
- Suchtentwicklungen (Essen, Nikotin, Alkohol, Beruhigungs-
mittel, Drogen etc.)
- lang andauernder sozialer Rückzug
- psychotischer Realitätsverlust (z. B. Wahnvorstellungen
oder Sinnestäuschungen), wie er etwa bei Usher-Betroffenen als Folge der mangelnden Zufuhr von Sinnesreizen
nicht selten ist
- länger anhaltende Störungen der sexuellen Aktivität und Er-
lebnisfähigkeit, z. B. Impotenz bzw. Frigidität
- organisch nicht erklärbare körperliche Beschwerden wie
Rückenschmerzen, sonstige Schmerzerkrankungen, Ma-
gengeschwüre, Herz-Kreislauf-Erkrankungen, Asthma, In-
fektanfälligkeit u. a.

Unsicherheiten bezüglich der Indikation für eine Psychotherapie sind oft unvermeidlich, lassen sich in einem oder mehreren Informations- und Beratungsgesprächen mit einem Psychotherapeuten jedoch meist recht gut klären.

Wie finde ich einen geeigneten Psychotherapeuten?

Wenn Sie das Telefon- oder Branchenbuch aufschlagen oder
Zeitungen bzw. Zeitschriften durchsehen, werden Sie feststellen, daß es verschiedenste Angebote gibt, die mit „Psych-"
anfangen: Psychologen, Psychotherapeuten, Psychiater, Psy-
chagogen, psychologische Lebensberater usw. – der Markt ist
groß, vielfältig und nicht leicht übersehbar. Für den Laien ist
es daher nicht immer ganz einfach, das für ihn Richtige herauszufinden und die Spreu vom Weizen zu trennen – leider
gibt es in diesem Bereich (wie in vielen anderen auch) nicht nur
seriöse Angebote, sondern auch Scharlatanerie und Geldma-
cherei von Leuten mit höchst fragwürdiger Ausbildung und

Qualifikation. Es gibt Angebote sogenannter „Psychotherapie-ausbildungen" in wenigen Wochenendkursen für Leute, die nicht einmal eine geeignete Grundausbildung haben.

Bei der Konsultation eines Psychotherapeuten, sollten Sie daher nach seinem Beruf und seiner Zusatzausbildung fragen. Problematisch für den Hilfesuchenden ist, daß „Psychotherapie" keine gesetzlich geschützte Bezeichnung ist. Daher empfehle ich, nur Therapeuten aufzusuchen, die einen der gesetzlich geschützten Titel und eine Ausbildung in mindestens einem wissenschaftlich anerkannten Therapieverfahren nachweisen können.

Dazu gehören:
– Diplom-Psychologen mit dem Zusatztitel „Psychologischer Psychotherapeut",
– Ärzte mit der Facharztbezeichnung „Facharzt für psychotherapeutische Medizin" oder „Facharzt für Psychiatrie und Psychotherapie",
– Ärzte mit der Zusatzbezeichnung „Psychotherapie" oder „Psychotherapie und Psychoanalyse" und
– Kinder- und Jugendlichenpsychotherapeuten.

Psychiater ohne Zusatztitel „Psychotherapie" sind hingegen keine Psychotherapeuten, sondern Fachärzte für die, meist medikamentöse, Behandlung psychiatrischer Krankheitsbilder, z. B. Psychosen. „Nervenarzt" ist die zusammenfassende Bezeichnung für den Facharzt für Neurologie, die sich mit organischen Schäden des Nervensystems befaßt, und Psychiatrie.

Darüber hinaus gibt es ein breites Spektrum durchaus seriöser und sinnvoller psychotherapeutischer Angebote, die aufgrund des Fehlens geregelter und gesetzlich geschützter Titel allerdings schwerer zu beurteilen und meist keine Krankenkassenleistung sind. So gibt es nicht nur Diplom-Psychologen und Ärzte, die als Psychotherapeuten ausgebildet sind, sondern auch Therapeuten mit anderen Ausgangsberufen, wie Theologen, Diplom-Pädagogen, Lehrer oder Sozialpädagogen mit therapeutischer Zusatzausbildung.

Sich in der Fülle verschiedener Therapieverfahren zurechtzufinden, ist eine weitere Schwierigkeit. So gibt es ja nicht nur die von den Krankenkassen anerkannten Verfahren, sondern daneben auch andere, zum Teil durchaus wissenschaftlich begründete Methoden wie Gestalttherapie, Paar- und Familientherapie oder Transaktionsanalyse. Psychotherapieführer (z. B. SCHWERTFEGER u. KOCH 1995) können bei der Orientierung und der Unterscheidung zwischen seriösen Verfahren und halbseidenen Außenseiterangeboten, oft aus der Esoterikszene, helfen.

Um Verwirrung und Unsicherheit nicht größer als nötig werden zu lassen, möchte ich allerdings auch betonen, daß nach allen mir bekannten Ergebnissen der neueren Psychotherapieforschung die therapeutische „Schule", der ein Therapeut entstammt – eine seriöse wissenschaftliche Ausbildung vorausgesetzt – bei weitem nicht die wesentlichste Rolle spielt. Vor allem kommt es darauf an, daß der Patient mit der jeweiligen Therapeutenpersönlichkeit zurechtkommt und der Therapeut über ausreichende theoretische Grundkenntnisse, Selbsterfahrung und berufliche Praxis verfügt. Zeitgemäß sind nicht mehr Schulenstreitigkeiten, sondern integrative Ansätze, die sich verschiedene Denkmodelle nutzbar machen und zu einem sinnvollen Ganzen verbinden.

Wer sich zu einer Psychotherapie entschließt, entscheidet sich, mit einem Therapeuten bzw. einer Therapeutin eine sehr persönliche Beziehung einzugehen. Grundvoraussetzungen für das Gelingen einer Therapie sind deshalb gegenseitige Sympathie. Das Vertrauen kann natürlich erst mit der Zeit entstehen und wachsen. Nicht nur die fachliche Qualifikation, sondern auch das Gefühl, ob ich mir vorstellen kann, mich diesem Menschen mit der Zeit zu öffnen und anzuvertrauen, sollten bei der Wahl des Psychotherapeuten ausschlaggebend sein. Aus diesem Grund ist es empfehlenswert (wenn auch mit einigem Aufwand verbunden), vor der verbindlichen Entscheidung Vorgespräche mit mehreren Therapeuten zu vereinbaren, um eine Vergleichsmöglichkeit zu haben; unser Kassensystem (s. u.) sieht dies im übrigen auch vor. Mir ist bewußt, daß es mühsam sein mag, die gleiche Geschichte mehreren Leuten erzählen zu müssen; meine Praxiserfahrung zeigt mir aber immer wieder, daß sich dieser anfängliche Aufwand längerfristig sehr positiv auszahlt.

Die Kostenfrage

Ende der 60er Jahre wurde die Psychotherapie in den Leistungskatalog der gesetzlichen Krankenkassen aufgenommen. Derzeit werden Verhaltenstherapie und tiefenpsychologisch fundierte Psychotherapie bzw. Psychoanalyse bei kassenzugelassenen Therapeuten von den Krankenkassen übernommen, jedoch mit begrenztem Stundenumfang. Grundsätzlich ist sowohl für Einzel- als auch für Gruppenpsychotherapie eine Kostenübernahme möglich. Voraussetzung ist nach den Psychotherapierichtlinien, daß eine psychische Störung von Krankheitswert vorliegt.

Wie oben bereits erwähnt, ist zu empfehlen, sich mehrere Therapeuten anzuschauen, bevor ein Kostenübernahmeantrag gestellt wird. Sogenannte probatorische Sitzungen, die a) ohne Antrag und b) auch bei mehr als einem Therapeuten von der Kasse übernommen werden müssen, sind vorgesehen. Ist die Entscheidung über eine Zusammenarbeit gefallen, muß vom Patienten und Therapeuten ein Kostenübernahmeantrag gestellt werden.

Andere psychotherapeutische Verfahren als die oben genannten werden von der Krankenkasse nicht bezahlt. Das frühere Kostenerstattungsverfahren, das auch die Erstattung von Rechnungen nicht kassenzugelassener Therapeuten ermöglichte, gibt es nur noch in Ausnahmefällen. Mehrere therapeutische Verfahren bemühen sich derzeit um die Kassenanerkennung (sogenannte „Schwellenverfahren"). Hierüber liegen zum jetzigen Zeitpunkt aber noch keine Entscheidungen vor.

Beihilfestellen und Privatversicherungen akzeptieren zumeist ebenfalls nur solche Psychotherapeuten, die über eine allgemeine Kassenzulassung verfügen. Die Regelungen der Beihilfe sind denen der gesetzlichen Kassen sehr ähnlich. Die Privatversicherungen haben sehr unterschiedliche Regelungen, die im Einzelfall erfragt werden müssen.

Seit dem Inkrafttreten des Psychotherapeutengesetzes am 1. Januar 1999 sind ärztliche und psychologische Psychotherapeuten weitgehend gleichgestellt. Das bedeutet, jeder Versicherte kann frei entscheiden, ob er lieber einen Arzt oder einen Diplom-Psychologen aufsuchen möchte. Listen der kassenzugelassenen Psychotherapeuten bekommen Sie bei der Geschäftsstelle Ihrer Krankenkasse. Bei der Pro Retina Deutschland e. V. bekommen Sie auf Anfrage eine Liste von Therapeuten bzw. Therapeutinnen, die selbst von RP betroffen oder Augenärzte mit psychotherapeutischer Zusatzausbildung sind. Grundsätzlich glaube ich zwar nicht, daß jemand selbst betroffen oder in Augenheilkunde ausgebildet sein muß, um einem RP-Betroffenen psychotherapeutisch weiterhelfen zu können, doch bleibt es jedem selbst überlassen, wie wichtig ihm dies vorkommt. Hier die Anschrift der Geschäftsstelle, von der Sie die Liste bekommen können:

Geschäftsstelle der Pro Retina Deutschland e.V.
Vaalser Str. 108
52074 Aachen
Tel.: 02 41 / 87 00 18
Fax: 02 41 / 87 39 61

Neben der ambulanten Psychotherapie gibt es auch stationäre Behandlungsmöglichkeiten in darauf spezialisierten psychotherapeutischen und psychosomatischen Fachkliniken. Eine stationäre Behandlung kann angezeigt sein, wenn die Schwere einer Krise die ambulanten Möglichkeiten übersteigt (z. B. bei massiven Erschöpfungszuständen) oder wenn die Herausnahme aus der häuslichen Umgebung für eine begrenzte Zeit sinnvoll scheint. Eine Suchtentwöhnungsbehandlung wird nach vorheriger Entgiftung im allgemeinen stationär in speziellen Suchtfachkliniken durchgeführt. Auch eine stationäre psychiatrische Behandlung kann in Einzelfällen indiziert sein, z. B. bei Psychosen oder akuter Selbstmordgefährdung, die ambulant nicht aufgefangen werden kann. Stationäre Behandlungen werden je nach Art der Klinik von der Krankenkasse oder dem Rentenversicherungsträger übernommen. Ob und wann ein Krankenhausaufenthalt notwendig und sinnvoll ist, sollte in jedem Fall gründlich mit einem ambulanten Therapeuten oder Psychiater besprochen und gemeinsam entschieden werden.

Schlußbemerkung

Ich hoffe sehr, den Leser nun mit all diesen Formalitäten nicht erschlagen oder entmutigt zu haben. Vielmehr war es mir ein Anliegen, Sinn und Zweck psychotherapeutischer Hilfe zu verdeutlichen und den Weg durch den bürokratischen Dschungel ein wenig zu erleichtern. So hoffe ich, daß es mir geglückt ist, Psychotherapie als Hilfsmöglichkeit ein wenig aus der „Grauzone" unseres Gesundheitssystems und damit aus einem immer noch bestehenden gewissen Tabubereich zu befreien. Denn ich finde es immer wieder erschreckend, wie lange Karrieren seelischer oder psychosomatischer Erkrankungen oft dauern, bis Menschen den Weg zu angemessener Hilfe finden und sich damit weiteres unnötiges Leiden mit all seinen Folgen für Lebensqualität, Familie und Beruf ersparen.

Literatur

SCHWERTFEGER, B.; KOCH, K.: Der Therapieführer. (2. Aufl., München 1995)

Die Telefonberatung der Pro Retina Deutschland e.V. stellt sich vor

Wolfgang P. Rehmert

Im Herbst 1997 richtete die Pro Retina Deutschland e. V. für ihre Mitglieder eine psychologische Beratung per Telefon ein. Sie soll von degenerativen Netzhauterkrankungen betroffenen Menschen die Möglichkeit geben, über ihre psychischen Probleme zu sprechen und „erste Hilfe" zu bekommen. Neben den Sehgeschädigten sind auch deren Angehörige mit diesem Angebot angesprochen. Die telefonische Beratung kann keine Psychotherapie oder persönliche psychologische Beratung ersetzen, sondern will den Betroffenen in akuten Problemsituationen helfen und sie unterstützen, sich am Wohnort weiterführende psychologische Begleitung zu suchen.

Die Telefonnummern der AnsprechpartnerInnen erfahren Sie bei der Geschäftsstelle der Pro Retina Deutschland e.V.:

Pro Retina Deutschland e.V.
Geschäftsstelle
Vaalser Str. 108
52074 Aachen
Telefon: 02 41 / 87 00 18

Literaturempfehlungen

ADLER, A.: Studie über Minderwertigkeit von Organen. (Frankfurt 1977)

APPELHANS, P.: Die Natur des Vorurteils. (Köln 1971)

APPENZELLER, H.: Einblicke in die Psyche der Blinden. (Zürich 1952)

DAHLKE, R.: Krankheit als Symbol. Handbuch der Psychosomatik (München 1996).

DETLEFSEN, Th.; DAHLKE, R.: Krankheit als Weg. Deutung und Bedeutung der Krankheitsbilder. (München 1989)
In diesem Buch soll ein tieferes Verständnis von Krankheit vermittelt werden. Die Autoren zeigen, daß psychische und physische Krankheiten Symptome sind, die wertvolle Botschaften der Seele übermitteln.

DEUSCHEL, A. (Hrsg.): Lesestücke für Sehleute. Erfahrungen und Reflexionen sehschwacher und blinder Menschen in einer Gesellschaft von Sehenden. (Münster 1998)
In den meist kurzen Prosatexten und Gedichten erzählen Betroffene von ihren Erfahrungen als sehbehinderte oder blinde Menschen in ihrer sehenden Umwelt. Dabei geht es um Themen wie – persönliche und soziale Grenzen, Krankheitsverlauf, Hilfsmittel, Begegnungen. Abgerundet wird das Buch durch literarische Darstellungen etwa von Bertold Brecht und Rainer Maria Rilke.

ELLIS, A.: Training der Gefühle. (Landsberg 1988)
Selbsthilfe zur Überwindung irrationaler und selbstschädigender Einstellungen.

FOGELBERG, T.: Bevor es dunkel wird. (Zürich 1995)

GLOFKE, E.-M.: Sehgeschädigte Menschen zwischen Stigma und Selbstwerdung. (Koblenz 1983)
Das Phänomen Behinderung, in diesem Falle Sehschädigung, wird in seiner sozialen ebenso wie individuellen Dimension beschrieben. Ausgehend von einem Menschenbild, das den Menschen als aktiv handelndes Subjekt versteht, werden Wege aufgezeigt, wie der Betroffene trotz seines Eingebundenseins in ein ihm nicht immer wohlwollend gegenüberstehendes soziales Gefüge seine Individualität entfalten und verantwortlich in sein soziales Umfeld einbringen kann. Prozesse der Krisenverarbeitung und die mit ihnen verbundenen Entwicklungsmöglichkeiten werden beleuchtet.

HULL, J. M.: Im Dunkeln sehen. Erfahrungen eines Blinden. (München 1992)
Der Autor schildert, wie sich in den drei Jahrzehnten seiner Erblindung sein Bewußtsein, seine Wahrnehmung der Natur und seine Täume verändert haben. Außerdem beschreibt er die Reaktionen seiner Umgebung.

KADEN, R.: Sehbehindert – Blind. Medizinische, soziale und pädagogische Informationen für Betreuer und Betroffene. (Stuttgart 1978)
Das Buch enthält medizinische, soziale und pädagogische Informationen für Betreuer und Betroffene.

KAST, V.: Trauern. Phasen und Chancen des psychischen Prozesses. (München 1982)
Anhand eines Phasenmodells und vielen Beispielen aus der therapeutischen Praxis wird beschrieben, wie ein Trauerprozeß ablaufen und zu einem neuen Selbst- und Weltbezug führen kann.

LAZARUS, R.: Emotion and Adaptation. (London 1991)

LÜBKE, N.: Die Krankheit ist nur ein Teil meines Lebens. Krankheitsbewältigung in Selbsthilfegruppen. (Frankfurt 1995)
Der Autor begleitete eine Selbsthilfe-Gesprächsgruppe von Menschen mit Retinitis pigmentosa von ihrer Gründung über ca. zweieinhalb Jahre. Detailliert analysiert er die Belastungen der Teilnehmer, die inhaltlichen Schwerpunkte der Gruppenarbeit sowie die Strukturen und Arbeitsweise der Gruppe im Spannungsfeld zwischen individueller Krankheitsbewältigung und defizitärer professioneller Versorgung.

LUSSEYRAN, J.: Das wiedergefundene Licht. Die Autobiographie eines Menschen, den seine Blindheit sehen lehrte. (Frankfurt 1981)

PÜNDER, M. Chr.: Christine. Aus dem Leben einer Späterblindeten. (Leverkusen 1988)
Eine Frau erzählt, wie sie mit dem Schicksal der Erblindung fertig wird.

SCHÄFER, K. M.: Erblindung im Alter. Ursachen, Bewältigungsmöglichkeiten, Rehabilitation. (Köln 1997)
Obwohl der Anteil derer, die angesichts gestiegener Lebenserwartung erst im Alter erblinden, immer größer wird, gab es bislang wenig Literatur über die gezielte Unterstützung dieses Personenkreises. Der Autor, selbst blind und Leiter eines Blindenaltenheims, versucht diese Lücke zu schließen.

SCHUBERT, D. (Hrsg.): Dein Weg geht weiter. (Deutscher Blindenverband)

SCHUCHARDT, E.: Warum gerade ich? Leben lernen in Krisen. (Göttingen 1996)
Die Autorin erklärt, wie wir lernen können, mit Krisen umzugehen, indem wir uns selbst und unsere Betrachtungsweise ändern. Zahlreiche Biographien von Menschen in Krisensituationen erläutern diesen Lernprozeß.

SCHULTZ-ZEHDEN, W.: Das Auge – Spiegel der Seele. Neue Wege zur Ganzheitstherapie. (Frankfurt 1992).
Der Autor begreift Wahrnehmen und Sehen als Wechselbeziehung zwischen Körper und Seele. Er plädiert dafür, eine ganzheitliche Denkweise in die traditionelle Augenheilkunde einzubeziehen.

SCHWERTFEGER, B.; KOCH, K.: Der Therapieführer. (München 1995)

SELBY, J.: Die Augen. Ein Gesundheitsbuch zur Verbesserung des Sehvermögens und zur Heilung von Augenkrankheiten. (Reinbek 1992)
Der Autor hat eine Reihe von schulmedizinischen und ganzheitlichen Methoden zusammengestellt. Mit Übungsprogrammen und Anleitungen zur Selbsthilfe.

SELTMANN, E.: Maulwurf oder Der Alleingang. Ein Erblindender entdeckt die Welt neu. (Reinbek 1992)
Ein 40jähriger Mann leidet an einer unheilbaren Augenkrankheit, die zur Erblindung führt. Er muß sich mit dem Verlust seines Arbeitsplatzes, seiner Lebensform, seines Lebensinhaltes – und seines männlichen Selbstwertgefühles – abfinden. Bald schon kann er nicht mehr mithalten, bleibt zurück und verliert den Anschluß. Also bricht er eines Tages auf – zu einem Alleingang.

SULLIVAN, T.; GILL, D.: Wenn ihr sehen könntet, was ich höre. Ein Blinder besiegt sein Schicksal. (Freiburg 1976)

TESCH-RÖMER, C. u. a.: Psychologie der Bewältigung. (Weinheim 1997)
Wissenschaftliche Bewältigungsforschung: z. B. Verhältnis von Bewältigung und Entwicklung, soziale und personale Ressourcen und Grenzen der Bewältigung angesichts schwerer Belastungen.

TSCHAMPER, I.: Belastung und Bewältigung bei einer progredienten Sehschädigung. Darstellung am Beispiel der Retinitis pigmentosa. (St. Gallen 1997)

ZIERMANN, A.: Erleben persönlicher Krisen. (Hamburg 1979; unveröff. Diplomarbeit)

Informationen über aufgelesene Bücher sind zu erhalten bei:

Arbeitsgemeinschaft deutscher Hörbüchereien
Marbacher Weg 18
35037 Marburg

Telefon: 0 64 21 / 60 63 15

Die Autoren dieses Buches

Sonja Baus,
Dipl. Sozialpädagogin, geb. 1955, ist von Geburt an hochgradig sehbehindert. Sie arbeitet in einem Wohnprojekt für HIV-infizierte und AIDS-kranke Männer und Frauen in Würzburg. Außerdem ist sie im „Fachausschuß für die Belange Sehbehinderter" der vier bundesweiten Selbsthilfeorganisationen, im „AK Sehbehinderte" des Deutschen Vereins der Blinden und Sehbehinderten in Studium und Beruf (DVBS) und in der „Würzburger Selbsthilfegruppe für Sehbehinderte" tätig. Sie leitet Selbsterfahrungs-Workshops und Seminare mit dem Themenschwerpunkt „Gesprächsführung" für ehrenamtliche Beraterinnen und Berater der Sehbehinderten- und Blindenselbsthilfe.

Hans-Dieter Fuchs,
geb. 1956, verheiratet, drei Töchter. Gelernter Fernmeldehandwerker, bis 1992 Angestellter bei der BKK Post. Seit November 1992 berentet. RP-betroffen, stark sehbehindert. Seit der Verrentung ehrenamtlich in der Pro Retina Deutschland e.V. als Ansprechpartner für soziale Fragen tätig. Berater für sehbehinderte und blinde Menschen auch außerhalb der Pro Retina Deutschland e.V.

Rainald von Gizycki,
promovierter Sozialwissenschaftler, geb. 1942, verheiratet, vier Kinder. Retinitis Pigmentosa, beidseitig ca. drei Grad Gesichtsfeld, kann noch lesen, benutzt Langstock für Mobilität. Gründer und Vorsitzender der Pro Retina Deutschland e.V. Wissenschaftlicher Mitarbeiter und Projektleiter bei einem privaten Forschungs- und Beratungsinstitut in Bonn. Autor

verschiedener Bücher und Artikel in den Bereichen Technologiebewertung, Selbsthilfeforschung, Markt- und Rehaforschung.

Eva-Maria Glofke-Schulz,
Dipl.-Psychologin, geb. 1958, verheiratet, keine Kinder. Studium der Psychologie und Philosophie in Heidelberg und Hamburg. Psychotherapeutische Weiterbildungen in Transaktionsanalyse, Psychoanalyse und Verhaltenstherapie. Nach langjähriger Kliniktätigkeit in Psychiatrie und Psychosomatik seit 1994 in Rosenheim als Psychotherapeutin in eigener Praxis niedergelassen. Sie hat seit Geburt RP und ist inzwischen erblindet. Seit 1981 ist sie aktives Mitglied der Pro Retina Deutschland e. V. Veröffentlichung „Sehgeschädigte Menschen zwischen Stigma und Selbstwerdung" (Görres-Verlag Koblenz).

Helma Gussek,
geb. 1941. Studium der Fächer Geschichte, Latein, Russisch. Danach an Gymnasien in Hamburg und Bonn tätig. 1987 Pensionierung aufgrund fortgeschrittener Retinitis pigmentosa. Seit 1984 im Vorstand der Pro Retina Deutschland e. V. Beschäftigt sich dort vorwiegend mit neuen Forschungsthemen (Gentherapie, Retina Implant etc.) und ethischen Fragen. Pflegt die Kontakte der Pro Retina Deutschland e. V. mit europäischen Dachverbänden für Betroffene mit genetischen Erkrankungen und den Europa-Abgeordneten bei der Durchsetzung von Richtlinien bzgl. medizinethischer Fragen. Zur Zeit Studium der Soziologie.

Hans-Jürgen Krug,
Dr. rer. nat., Dipl.-Physiker, geb. 1953 in Berlin. Usher-II-betroffen. Nach dem Physikstudium in Berlin am Zentralinstitut für physikalische Chemie der Akademie der Wissenschaften

der DDR. Nach deren Auflösung und zwischenzeitlichen Förderprogrammen seit 1994 am Institut für Theoretische Physik an der TU Berlin. Seit 1991 Mitarbeit in der Pro Retina Deutschland e.V., seit 1993 Teilnahme an den Treffen der European Usher Syndrome Study Group (EUSSG).

Norbert Lübke,
Dr. med., geb. 1958 in Freiburg, verheiratet, drei Kinder. Studium der Medizin in Bochum und Hamburg. 1981–1985 Mitarbeiter in dem Forschungsprojekt „Gesundheitsselbsthilfegruppen" am Institut für Medizin-Soziologie der Universität Hamburg, Arzt für Innere Medizin. Zur Zeit als Oberarzt am Zentrum für Geriatrie Albertinen-Haus in Hamburg tätig.

Wolfgang P. Rehmert,
geb. 1949 in Bremerhaven. Studium der Psychologie, Soziologie und Politik in Frankfurt am Main. Ab 1974 zunächst Lehrer, dann Tätigkeit als Wissenschaftlicher Mitarbeiter der Universität Frankfurt (1986–1988). Verschlimmerung der Sehschädigung durch Retinitis pigmentosa derart, daß eine weitere Arbeit im Hochschulbereich nicht mehr möglich war. Heute arbeitet er als Psychotherapeut mit freier Praxis in Frankfurt und ist psychologischer Berater der Stiftung Blindenanstalt Frankfurt. Er ist Mitbegründer des Arbeitskreises Psychologie der Pro Retina Deutschland e. V.

Karl Matthias Schäfer,
Diplom-Sozialarbeiter, geb. 1967, geburtsblind. Leiter des Altenwohn- und Pflegeheimes des Blindenbundes in Hessen e. V. Freiberuflicher Dozent (Seminare für Mitarbeiter in der Altenhilfe, Lehraufträge an Altenpflegeschulen, Seminare über psychologische Beratung für ehrenamtliche Berater in Selbsthilfegruppen, Gedächtnistraining für Blinde und Sehbehinderte). Mehrere Veröffentlichungen zum Thema Erblin-

dung im Alter, z. B.: „Erblindung im Alter. Ursachen, Bewältigungsmöglichkeiten, Rehabilitation" (Kuratorium Deutsche
Altershilfe, Köln 1997).

Kurt Schulz ,
Dr. med., geb. 1954 in Bad Aibling, zwei Söhne. Studium der
Medizin in München. Mehrere Jahre Assistenztätigkeit in Kli-
niken für Pädiatrie, Innere Medizin, Chirurgie und Psychiatrie,
Weiterbildung in Psychotherapie und Psychoanalyse. Seit
1988 eine Praxis für Allgemeinmedizin und Psychotherapie,
seit 1994 Facharzt für Psychotherapeutische Medizin und
Psychoanalyse in Rosenheim.

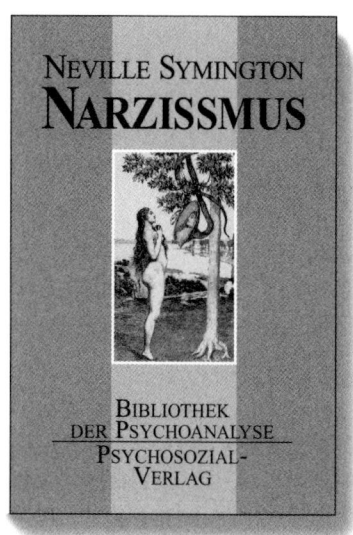

NEVILLE SYMINGTON
NARZISSMUS

BIBLIOTHEK
DER PSYCHOANALYSE
PSYCHOSOZIAL-
VERLAG

September 1999 · 160 Seiten
DM 34,– · öS 248,– · SFr 31,50
ISBN 3-932133-82-X

Narzißmus ist die Reaktion auf ein schweres Trauma und liegt, wie Symington nachweist, allen psychischen Störungen zugrunde. Narzißtische Symptome prägen das Verhalten von immer mehr Zeitgenossen, die unter Selbstisolierung leiden und ihr in oft verhängnisvollen Fehlhandlungen zu entkommen suchen. Daß die weitverbreiteten narzißtischen Störungen, die so viele Partnerschaften belasten oder gar vereiteln, überwindbar sind, ist das bahnbrechend Neue an den Einsichten und Erfahrungen des Analytikers und Klinikers Symington.

P🔲V
Psychosozial-Verlag

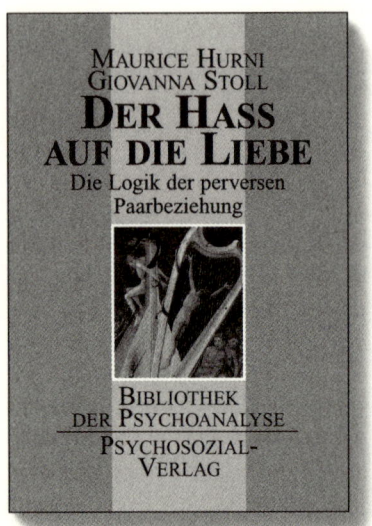

September 1999 · ca. 350 Seiten
DM 48,– · öS 350,– · SFr 44,50
ISBN 3-932133-79-X

Perverse Paare entwickeln raffinierte Strategien,
um Genuß in der Erniedrigung und Zerstörung des
anderen zu finden. Hurni und Stoll liefern erstmals eine
umfassende klinische Beschreibung dieser „perversen
Logik" und verfolgen sie zurück auf frühe traumatische
Erfahrungen, in denen das Selbstwertgefühl und die
sexuelle Identität des Kindes zerstört wurden.

P⬚V
Psychosozial-Verlag

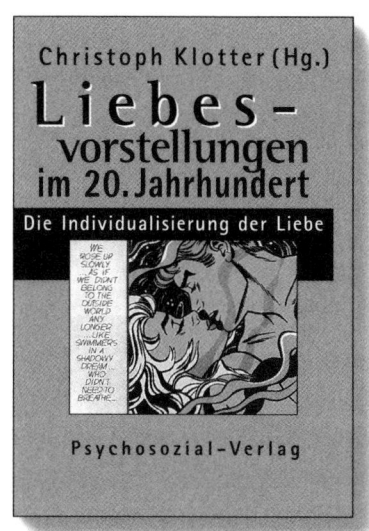

September 1999 · ca. 250 Seiten
DM 48,– · öS 350,– · SFr 44,50
ISBN 3-932133-77-3

Im vorliegenden Buch geht es um die Liebe in der Moderne: Welche zentralen Konzepte von Liebe bestimmen das 20. Jahrhundert? Wie werden diese Liebesvorstellungen umgesetzt? Wie steht es um die Verknüpfung von Liebe und Aggression? Und wie verhält es sich mit „negativen" Formen der Liebe wie dem Lustmord?

Die Antworten auf diese spannenden Fragen sollen die Leserinnen und Leser des Buches in die Lage versetzen, die Labyrinthe der Liebe besser zu durchschauen.

P🔲V
Psychosozial-Verlag

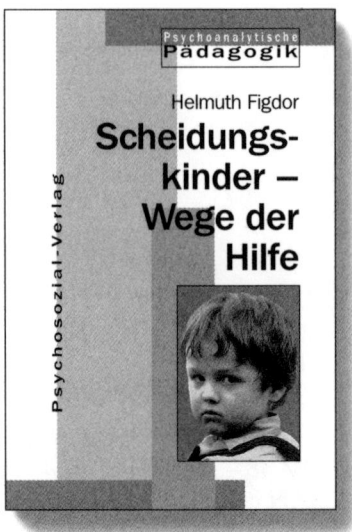

2. Aufl. 1998 · 270 Seiten
DM 38,– · öS 277,– · SFr 35,–
ISBN 3-932133-09-9

„Das Buch ist mehr als ein marktgängiger Ratgeber.
Es bietet wichtige, in die Tiefe der Gefühle gehende
Einsichten, die der Verfasser aus professioneller Praxis
selbst gewonnen und die er im Fundus des modernen
psychoanalytischen Wissens verankert hat. Die Lektüre ist
ein Gewinn, nicht bloß für Scheidungseltern und für Fach-
pädagogen, sondern für alle, die über die emotionale Welt
der Eltern-Kind-Beziehungen belehrt sein wollen. Wissens-
wertes erfährt man auch über die Arbeitsweisen der Institutionen, die an Scheidungen beteiligt sind."

Rainer Fellmeth, Saarländischer Rundfunk

P V
Psychosozial-Verlag